药事管理与法规

临考冲刺模拟试卷（一）

一、最佳选择题（每题 1 分，共 40 题，共 40 分）下列每小题的四个选项中，只有一项是最符合题意的正确答案，多选、错选或不选均不得分。

1. 根据《关于改革完善短缺药品供应保障机制的实施意见》，我国建立短缺药品信息收集和汇总分析机制的原则不包括（　　）
   A. 分级应对　　　　　　　　　　B. 会商分离
   C. 分类管理　　　　　　　　　　D. 保障供应

2. 关于基本医疗保险用药的说法，正确的是（　　）
   A. 经批准上市的民族药品，由各省级医疗保障部门根据规定程序纳入基金支付范围
   B. 医保药品目录中列入协议期内的谈判药品按照甲类支付
   C. 抗艾滋病病毒药物、抗结核病药物、抗疟药物和抗血吸虫病药物全部纳入基本医疗保险药品目录
   D. 工伤保险和生育保险支付药品费用时，区分甲、乙两类

3. 当事人对药品检验结果有异议，申请复验的，复验结论与原检验结论不一致的，复验检验费用由（　　）承担。
   A. 当事人
   B. 原药品检验机构
   C. 省、自治区、直辖市人民政府有关部门
   D. 国务院有关部门

4. 下列说法不符合《药品管理法》规定的是（　　）
   A. 国家建立药物警戒制度，对药品不良反应及其他与用药有关的有害反应进行监测、识别、评估和控制
   B. 药品上市许可持有人应当制定药品上市后风险管理计划，主动开展药品上市后研究
   C. 对已确认发生不良反应的药品，国家药品监督管理部门应当注销药品注册证书
   D. 建立中央和地方两级医药储备制度，发生重大灾情、疫情或者其他突发事件时，按规定紧急调用药品

5. 经营者违反《中华人民共和国反不正当竞争法》的规定进行有奖销售的，由监督检查部门责令停止违法行为，处以（　　）的罚款。
   A. 五千元以上八千元以下　　　　B. 八千元以上一万元以下
   C. 一万元以上五万元以下　　　　D. 五万元以上五十万元以下

6. 关于中药饮片生产经营管理的说法，正确的是（　　）

A. 药品批发企业中药饮片采购人员应当具有中药学中级以上专业技术职称

B. 生产中药饮片必须在符合药品生产质量管理规范条件下组织生产，出厂应经检验合格

C. 批发企业可以从中药材专业市场购进中药材初加工产品，直接套袋按中药饮片销售

D. 药品零售企业的中药饮片调剂人员必须为中药调剂员

7. 麻醉药品处方应保存（　　　）

A. 1 年　　　　　　　　　　　　B. 2 年

C. 3 年　　　　　　　　　　　　D. 4 年

8. 甲药品批发企业从乙药品生产企业购进了一批药品，销售至丙医院，丙医院在使用该药品后发现严重药品不良反应，遂报告药品监督管理部门。经过调查评估，药品监督管理部门认为需要召回，该药品召回的主体是（　　　）

A. 药品监督管理部门　　　　　B. 丙医院

C. 甲药品批发企业　　　　　　D. 乙药品生产企业

9. 根据《药品经营质量管理规范》，关于药品批发企业药品收货与验收的说法，叙述错误的是（　　　）

A. 实施批签发管理的生物制品，抽样验收时可不开箱检查

B. 对包装异常、零货、拼箱的药品，抽样验货时应当开箱检查至最小包装

C. 冷藏、冷冻药品如在阴凉库待验，应尽快进行收货验货，验收合格尽快送入冷库

D. 冷藏、冷冻药品到货时，应当查验运输方式及运输过程的温度记录、运输时间等质量控制状况，不符合温度要求的应当拒收

10. 根据《医疗用毒性药品管理办法》的规定，当事人对处罚不服的，可在接到处罚通知之日起（　　　）内，向作出处罚决定机关的上级机关申请复议。

A. 10 日　　　　　　　　　　　B. 15 日

C. 25 日　　　　　　　　　　　D. 30 日

11. 《处方药与非处方药流通管理暂行规定》不适用的情形为（　　　）

A. 在国内从事药品批发、零售的企业

B. 在国内从事药品生产的企业

C. 在国内从事药品研究的企业

D. 在国内特殊管理的处方药的生产销售、批发销售、调配、零售、使用管理

12. 甲、乙、丙三家药品批发企业下列购销复方甘草片的行为，不符合规定的是（　　　）

A. 乙从甲购进并销售给丙

B. 甲从药品生产企业购进并销售给乙

C. 甲从药品生产企业购进并销售给医疗机构

D. 乙从药品生产企业购进并销售给零售药店

13. 中成药通用名称命名的基本原则包括（　　　）

    A. 科学简明，避免重名　　　　　　　　B. 规范命名，避免夸大疗效

    C. 体现传统文化特色　　　　　　　　　D. 以上全部

14. 麻醉药品和第一类精神药品的储存与保管，下列不正确的是（　　　）

    A. 设立专库或者专柜储存　　　　　　　B. 设有防盗设施并安装报警装置

    C. 专库和专柜应当实行双人双锁管理　　D. 实行"五专"管理

15. 只能用于中药饮片和中成药的生产以及医疗配方使用的是（　　　）

    A. 罂粟壳　　　　　　　　　　　　　　B. 可卡因

    C. 罂粟杆浓缩物　　　　　　　　　　　D. 阿普唑仑

16. 根据《药品经营质量管理规范》，关于药品储存与养护要求的说法，正确的是(　　　)

    A. 中成药与中药饮片必须分库存放　　　B. 不同批号的药品必须分库存放

    C. 药品与非药品必须分库存放　　　　　D. 外用药与其他药品必须分库存放

17. 根据《国务院关于改革药品医疗器械审评审批制度的意见》（国发〔2015〕44号）和《关于药品注册审批审评若干政策的公告》，下列有关于仿制药与原研药关系的说法，错误的是（　　　）

    A. 应具有相同的活性成分　　　　　　　B. 质量与疗效一致

    C. 应具有相同的处方工艺　　　　　　　D. 具有生物等效性

18. 根据《执业药师注册管理暂行办法》，执业药师不予注册的情形不包括（　　　）

    A. 不具有完全民事行为能力的

    B. 受过取消执业药师执业资格处分不满二年的

    C. 国家规定不宜从事执业药师业务的其他情形的

    D. 因受刑事处罚，自刑罚执行完毕之日到申请注册之日不满三年的

19. 根据《药品说明书和标签管理规定》，药品的商品名称与通用名称的字体比例不得大于（　　　）

    A. 1∶1　　　　　　　　　　　　　　　B. 1∶2

    C. 1∶3　　　　　　　　　　　　　　　D. 1∶4

20. 根据《处方管理办法》，关于处方书写规则的说法错误的是（　　　）

    A. 医疗机构或医师、药师不得自行编制药品缩写名称或者使用代号

    B. 书写药品名称、剂量、规格、用法、用量要准确规范

    C. 药品用法可用规范的中文、英文、拉丁文或者缩写体书写

    D. 药品名称应当使用规范的中文、英文或拉丁文名称书写

21. 根据《药品说明书和标签管理规定》，药品生产企业生产供上市销售的最小包装必须（　　　）

    A. 印有标签　　　　　　　　　　　　　B. 附有说明书

    C. 印有或者贴有标签并附有说明书　　　D. 印有药品名称

22. 根据《医疗机构药事管理规定》，下列关于医疗机构药事管理要求的说法，正确的是（　　　）

    A. 三级医疗机构应当成立药事管理与药物治疗学组

    B. 二级以上医疗机构药学部门负责人应当具有高等学校药学专业或者临床药学专

业本科以上学历，及本专业高级技术职务任职资格

C. 医疗机构药学专业技术人员不得少于本机构卫生专业技术人员的6%

D. 医疗机构药事管理是以药品为中心、以药品调剂为基础的药学技术服务和相关药品管理工作

23. 行政处罚中，从轻或者减轻处罚的情形不包括（   ）

A. 主动消除违法行为危害后果的

B. 受他人胁迫有违法行为的

C. 违法行为轻微并及时纠正，没有造成严重后果的

D. 受他人胁迫有违法行为的配合行政机关查处违法行为有立功表现的

24. 下列行政复议管辖中，不属于特殊级别管辖的是（   ）

A. 垂直管辖   B. 自身管辖

C. 派出管辖   D. 授权管辖

25. 执业药师职责的基本准则是（   ）

A. 提供用药咨询与指导   B. 保障和促进公众用药安全有效

C. 审核处方并监督调配   D. 带头执行医药法规

26. 传统中药制剂备案号格式为（   ）

A. ×药制备字Z+4位年号

B. ×药制备字Z+4位年号+4位顺序号

C. ×药制备字Z+4位年号+3位变更顺序号

D. ×药制备字Z+4位年号+4位顺序号+3位变更顺序号

27. 第十二届全国人民代表大会常务委员会第十七次会议决定授权国务院在全国十个省、直辖市开展药品上市许可持有人制度试点，允许（   ）取得药品批准文号，对药品质量承担相应责任。

A. 药品研发机构和科研人员   B. 药品研发机构

C. 科研人员   D. 药品生产企业

28. 下列选项中，关于中药饮片生产、经营行为的说法错误的是（   ）

A. 中药饮片的生产必须严格执行国家药品标准和地方中药饮片炮制规范

B. 生产中药饮片必须使用符合药用标准的中药材，并尽量固定药材产地

C. 生产中药饮片必须持有"药品生产许可证"和"药品GMP证书"

D. 经营中药饮片的企业应在符合要求的场所从事中药饮片分包装活动

29. 根据《进口药材管理办法（试行）》，《进口药材批件》分一次性有效批件和多次使用批件。下列关于《进口药材批件》的说法，错误的是（   ）

A. 多次使用批件的有效期为5年

B. 一次性有效期批件的有效期为1年

C. 《进口药材批件》编号格式为：国药材进字+4位年号+4位顺序号

D. 对于濒危物种药材和首次进口药材的进口申请，颁发一次性有效批件

30. 根据《疫苗流通和预防接种管理条例》，关于疫苗的运输叙述不正确的是（   ）

A. 疫苗可以与非药品同车混合运输

B. 采用航空方式运输的，运输过程必须采用符合疫苗温度控制要求的冷藏措施

C. 运输全程记录运输温度数据

D. 在配送至县级疾病预防控制机构前完成航空运输温度数据的上传

31. 承担食品、药品、医疗器械、化妆品及有关药用辅料、包装材料与容器的检验检测工作的机构是（　　）

A. 国家药品监督管理局   B. 国家药典委员会

C. 中国食品药品检定研究院   D. 工商行政管理部门

32. 参与互联网药品交易的医疗机构（　　）

A. 可以购买药品，可以上网销售药品

B. 不能购买药品，可以上网销售药品

C. 不能购买药品，不得上网销售药品

D. 只能购买药品，不得上网销售药品

33. 药品临床研究不含（　　）

A. Ⅱ期临床试验   B. Ⅲ期临床试验

C. Ⅳ期临床试验   D. Ⅴ期临床试验

34. 关于药品广告中涉及改善性功能内容的说法，叙述正确的是（　　）

A. 不得含有"毒副作用小"的内容，但允许含有"无效退款"的内容

B. 其内容必须与经过批准的药品说明书中适应证或功能主治完全一致

C. 少儿频道发布只能在午夜时间进行

D. 电视台只能在晚上黄金时间以外的时间发布

35. 可以在广播电视发布广告的是（　　）

A. OTC 药品   B. 处方药

C. 中药   D. 成药

36. 《中华人民共和国行政诉讼法》规定，人民法院不受理公民、法人提起的（　　）诉讼。

A. 对限制人身自由或者对财产的查封、扣押、冻结等行政强制措施和行政强制执行不服的

B. 认为行政机关侵犯其经营自主权或者农村土地承包经营权、农村土地经营权的

C. 认为行政机关滥用行政权力排除或者限制竞争的

D. 对公安、国家安全等机关依照刑事诉讼法的明确授权实施的行为不服的

37. 乡村医生李某熟悉中草药的栽培技术，并自种、自采、自用中草药，李某的下列做法正确的是（　　）

A. 将自种的中草药加工成中药制剂

B. 自种、自采、自用需特殊加工炮制的中草药

C. 将自种的中草药在其所在的村卫生室使用

D. 种植中药材洋金花

38. 根据《关于完善基本医疗保险定点医药机构协议管理的指导意见》，我国对基本医疗保险定点医药机构协议管理的基本思路是（　　）

A. 取消与社会保险经办机构签订服务协议的要求，加强基本医疗保险定点医疗机

构和定点零售药店的资格审查和前置审批

    B. 取消基本医疗保险定点医疗机构和定点零售药店的资格审查和签订服务协议的程序要求，社保行政部门不再进行干预

    C. 严格基本医疗保险定点医疗机构和定点零售药店的资格审查程序，完善社会保险经办机构与符合条件的医药机构签订服务协议的程序

    D. 取消基本医疗保险定点医疗机构和定点零售药店的资格审查程序，完善社会保险经办机构与符合条件的医药机构签订服务协议的程序

39. 下列属于药品质量特性的是（　　　）

    A. 专属性   B. 两重性

    C. 重要性   D. 均一性

40. （　　　）是国家药品注册技术审评机构。

    A. 国家药品监督管理局药品审评中心 B. 药品评价中心

    C. 食品药品审核查验中心   D. 执业药师资格认证中心

二、配伍选择题（每题 1 分，共 50 题，共 50 分）题目分为若干组，每组题目对应同一组备选项，备选项可重复选用，也可不选用。每题只有 1 个备选项最符合题意。

    A. 后果特别严重   B. 其他严重情节

    C. 对人体健康造成严重危害   D. 其他特别严重

41. 生产、销售劣药，致人重度残疾，属于（　　　）

42. 生产、销售假药，造成轻伤的，属于（　　　）

43. 生产、销售假药，造成较大突发公共卫生事件的，属于（　　　）

    A. 复方枇杷喷托维林颗粒   B. 氯胺酮注射液

    C. 复方樟脑酊   D. 氨酚氢可酮片

44. 属于第一类精神药品的是（　　　）

45. 属于含特殊药品复方制剂的是（　　　）

46. 属于第二类精神药品的是（　　　）

    A. 必须至少标注药品通用名称、规格、产品批号、有效期等内容

    B. 必须通俗易懂

    C. 必须标出主要内容并注明"详见说明书"字样

    D. 可根据需要注明包装数量、运输注意事项或者其他标记等必要内容

47. 内包装标签（　　　）

48. 直接接触内包装的外标签注明的内容不能全部注明的（　　　）

49. 用于运输、储藏的包装的标签（　　　）

    A. 由司法机关依法追究责任

B. 必须调离岗位

C. 发证部门撤销《执业药师注册证》，三年内不予执业药师注册

D. 应限期配备，按照相关法律法规给予处罚

50. 未按规定配备执业药师的单位（　　　）

51. 以欺骗、贿赂等不正当手段取得《执业药师注册证》的（　　　）

52. 执业药师在执业期间违反《药品管理法》及其他法律法规构成犯罪的（　　　）

A. 淡红色   B. 淡绿色

C. 白色   D. 淡黄色

53. 急诊处方的印刷用纸为（　　　）

54. 儿科处方的印刷用纸为（　　　）

55. 第二类精神药品处方的印刷用纸为（　　　）

56. 麻醉药品和第一类精神药品处方的印刷用纸为（　　　）

57. 普通处方的印刷用纸为（　　　）

A. 梅花鹿   B. 马鹿

C. 刺五加   D. 当归

58. 资源严重减少的主要常用野生药材是（　　　）

59. 资源处于衰竭状态的重要野生药材是（　　　）

60. 濒临灭绝状态的稀有珍贵野生药材是（　　　）

A. 医疗机构制剂   B. 非处方药

C. 处方药   D. 第二类精神药品

61. 可以取得广告批准文号，但只能在专业期刊进行广告宣传的药品是（　　　）

62. 获得广告批准文号可以在大众传媒进行广告宣传的药品是（　　　）

A. 进口药品   B. 仿制药

C. 创新药   D. 改良型新药

根据国家药品监督管理局制定的化学药品新注册分类

63. 境内申请人仿制的，与中国境外上市但境内未上市原研药品的质量和疗效一致的药品属于（　　　）

64. 对已知活性成分的剂型、给药途径进行优化，且具有明显临床优势的，中国境内外均未上市的药品属于（　　　）

A. 从天然药物中提取的有效物质及特殊制剂

B. 医疗用毒性中药饮片

C. 相当于国家一级保护野生药材物种的人工制成品

D. 国家重点保护野生药材

65. 根据《中药品种保护条例》，可以申请中药一级保护品种的是（　　）

66. 根据《中药品种保护条例》，可以申请二级保护但不能申请一级保护的中药品种是（　　）

    A. 由所在单位或上级管理部门给予行政处分；造成野生药材资源损失的，承担赔偿责任

    B. 由司法机关依法追究刑事责任

    C. 由工商管理部门或有关部门没收药材和全部违法所得，并处以罚款

    D. 当地有关部门有权制止；造成损失的承担赔偿责任

67. 未经批准进入野生药材资源保护区从事科研、教学、旅游等活动（　　）

68. 违反保护野生药材物种收购、经营管理的（　　）

69. 保护野生药材资源管理部门工作人员徇私舞弊的（　　）

70. 破坏野生药材资源情节严重，构成犯罪的（　　）

    A. 质量监督　　　　　　　　　　B. 基本准则

    C. 全过程　　　　　　　　　　　D. "医疗机构制剂许可证"

71. 《医疗机构制剂配制质量管理规范（试行）》是医疗机构制剂配制和质量管理的（　　）

72. 医疗机构配制制剂应取得省、自治区、直辖市药品监督管理局颁发的（　　）

73. 《医疗机构制剂配制质量管理规范（试行）》适用于制剂配制的（　　）

74. 药品监督管理部门负责对医疗机构制剂进行（　　）

    A. 新的药品不良反应　　　　　　B. 药品群体不良事件

    C. 严重药品不良反应　　　　　　D. 药品不良反应

75. 药品说明书中未载明的不良反应是（　　）

76. 因服用药品而危及生命；导致显著的或者永久的人体伤残或者器官功能的损伤是（　　）

77. 合格药品在正常用法用量下出现的与用药目的无关的或意外的有害反应是（　　）

    A. 法定凭证　　　　　　　　　　B. 变更、换证、吊销、缴销

    C. 伪造、出租　　　　　　　　　D. 工作档案

78. 发证机关对"药品经营许可证"发证、换证、监督检查、变更等情况，应建立（　　）

79. "药品经营许可证"作废的原因可能为（　　）

80. "药品经营许可证"是企业从事药品经营活动的（　　）

81. 对于"药品经营许可证"，任何单位和个人不得（　　）

    A. 查配伍禁忌　　　　　　　　　B. 查处方

C. 查药品   D. 查用药合理性

82. 《处方管理办法》规定，药学专业技术人员调剂处方时必须做到"四查十对"，对药品性状、用法用量属于（   ）

83. 《处方管理办法》规定，药学专业技术人员调剂处方时必须做到"四查十对"，对临床诊断属于（   ）

84. 《处方管理办法》规定，药学专业技术人员调剂处方时必须做到"四查十对"，对科别、姓名、年龄属于（   ）

85. 《处方管理办法》规定，药学专业技术人员调剂处方时必须做到"四查十对"，对药名、剂型、规格、数量属于（   ）

A. 应认定为其他严重情节

B. 应认定为对人体健康造成严重危害

C. 应认定为其他特别严重情节

D. 以生产、销售伪劣商品罪的共犯论处

86. 生产、销售的假药造成五人以上轻度残疾或者器官组织损伤导致一般功能障碍的（   ）

87. 生产、销售的假药造成器官组织损伤导致一般功能障碍或者严重功能障碍的（   ）

A. 无过错责任   B. 不正当竞争行为
C. 非不正当竞争行为   D. 不正当价格行为

88. 采用财物或者其他手段进行贿赂以谋取交易机会或者竞争优势属于（   ）

89. 经营者通过组织虚假交易等方式，帮助其他经营者进行虚假或者引人误解的商业宣传属于（   ）

90. 抽奖式的有奖销售，最高奖的金额超过五万元属于（   ）

三、综合分析选择题（每题 1 分，共 20 题，共 20 分）题目分为若干组，每组题目基于同一个临床情景病例、实例或案例的背景信息逐题展开。每题的备选项中，只有 1 个最符合题意。

甲是药品上市许可持有人，持有并生产的品种包括处方药硝苯地平控释片、鱼腥草注射液，中药饮片黄芪，非处方药维生素 C 泡腾片。乙是药品批发企业，长期与甲保持业务关系，从甲处采购硝苯地平控释片、中药饮片黄芪、维生素 C 泡腾片，最近决定首次从甲处采购鱼腥草注射液。甲将乙采购的四种药品同车运输至乙处，乙将到货药品储存在同一间库房。

91. 为扩大市场，甲拟对其生产的药品进行广告宣传，甲的下列行为中，符合药品广告管理规定的是（   ）
   A. 在中央电视台少儿频道发布中药饮片黄芪的广告
   B. 在经指定可发布处方药广告的专业期刊上发布硝苯地平控释片广告

C. 聘请某医院内科主任担任维生素 C 泡腾片广告的形象代言人

D. 以鱼腥草注射液商品名为某电视台老年人真人秀冠名

92. 关于乙从甲处采购鱼腥草注射液的行为，符合规定的是（　　　）

A. 乙应当审核药品的合法性并索取药品批准证明文件原件予以保存

B. 因长期与甲保持业务关系，乙的采购部门可以直接做出采购决定

C. 乙必须组织实地考察，对甲的质量管理体系进行评价后，再做出采购决定

D. 乙的采购部门提出申请后，由乙的质量管理部门和质量负责人审核、批准

93. 下列甲和乙运输、储存药品的质量管理行为中，不符合规定的是（　　　）

A. 将中药饮片黄芪和鱼腥草注射液同库储存

B. 将硝苯地平控释片和鱼腥草注射液同库储存

C. 将硝苯地平控释片和维生素 C 泡腾片同库储存

D. 将维生素 C 泡腾片和鱼腥草注射液同车运输

甲因其子（8 周岁）连续咳嗽 1 周，到某药品零售连锁企业门店购药。当时该零售企业执业药师不在岗，由工作人员乙详细询问甲，了解患者是否发烧、是否咳痰，在得知未发烧、咳黄痰后，向甲推荐盐酸氨溴索口服液（按甲类非处方药管理）和维生素 C 泡腾片（按乙类非处方药管理）。

甲凭以往用药经验，向乙提出新购药需求：购买中成药抗病毒口服液（外包装上有绿色 OTC 标识）和小儿退烧药。

甲购买药品给其子使用 1 周后，症状未改善。甲再次前往该门店，向门店执业药师表示想购买磷酸可待因糖浆给其子使用。

94. 根据背景材料，关于该零售企业能否销售中成药抗病毒口服液的说法，正确的是（　　　）

A. 抗病毒口服液应按处方药管理，不应销售

B. 不能根据患者的要求直接销售抗病毒口服液

C. 在不能确定儿童能否使用抗病毒口服液的情况下，不能销售

D. 可查询药品说明书中【用法用量】【注意事项】等项目，在做好用药交流基础上销售

95. 根据背景材料，关于乙销售盐酸氨溴索口服液的说法，正确的是（　　　）

A. 可以销售，但应提供必要的用药指导

B. 执业药师不在岗，不应销售

C. 没有见到患者本人，不应销售

D. 经与执业药师电话确认后，可以销售

96. 乙在销售维生素 C 泡腾片时，如果出现下列行为，其中，不符合药品经营管理要求的是（　　　）

A. 向甲销售维生素 C 泡腾片 2 盒，并赠送 1 盒盐酸氨溴索口服液

B. 向甲销售维生素 C 泡腾片 2 盒，并赠送 1 小包创可贴

C. 向甲提供维生素 C 泡腾片的书面用药指导资料

D. 向甲提供维生素 C 泡腾片 2 盒，赠送 1 盒

97. 甲提出购买磷酸可待因糖浆，门店执业药师的下列做法中，正确的是（　　）

A. 坚决不销售，建议到医院就诊

B. 填写空白处方后，向甲出售磷酸可待因糖浆 1 瓶

C. 向甲销售磷酸可待因糖浆 1 瓶，并出具书面用药指导

D. 告知甲到周边诊所开具处方后，再至该门店凭处方购买磷酸可待因糖浆 1 瓶

某公立医院配备有中成药安宫牛黄丸、活心丸、牛黄上清丸（片、胶囊）、牛黄解毒丸（片、胶囊、软胶囊）、麝香通心滴丸。这些中成药被遴选到 2018 年版《国家基本药物目录》、2019 年版《国家医疗保险药品目录》中。这些药品在《国家医疗保险药品目录》中的情况如下面的表格。

药品分类代码	药品分类		编号	药品名称	备注
ZA04A	清热泻火剂	甲	76	牛黄解毒丸（片、胶囊）	
		甲	77	牛黄上清丸（片、胶囊）	
ZA07A	清热开窍剂	甲	297	安宫牛黄丸	限高热惊厥或中风所致的昏迷急救、抢救时
ZA12G	化瘀宽胸剂	甲	536	活心丸	
		乙	544	麝香通心滴丸	

98. 上述表格中的药品遴选的部门是（　　）

    A. 国家医疗保障局   B. 国家药品监督管理局

    C. 省级医疗保障局   D. 省级药品监督管理局

99. 上述表格中的"甲""乙"的含义是（　　）

    A. 医疗保险甲类药品目录、乙类药品目录

    B. 甲类非处方药，乙类非处方药

    C. 基本药物甲类药品目录、乙类药品目录

    D. 短缺药品甲类药品目录、乙类药品目录

100. 如果上述表格中的"安宫牛黄丸""活心丸"属于国家基本药物，那么医疗保险报销的方式是（　　）

    A. 按医疗保险的规定支付

    B. 患者先自付，然后按医疗保险的规定支付

    C. 医疗保险不予支付

    D. 国家免费提供

张某于 2014 年药学专业本科毕业后，应聘到甲省乙药品零售连锁企业工作，并从事药品采购工作。

101. 张某在（　　）可以参加全国执业药师职业资格考试。

    A. 2016 年   B. 2017 年

C. 2018 年   D. 2019 年

102. 若张某通过执业药师职业资格考试，申请注册的执业范围不包括（　　）

　　A. 药品经营   B. 药品生产

　　C. 药品研发   D. 药品使用

103. 张某申请注册需要具备的条件不包括（　　）

　　A. 遵纪守法，遵守药师职业道德

　　B. 取得主管药师专业技术职称

　　C. 取得"执业药师职业资格证书"

　　D. 身体健康，能坚持在执业药师岗位工作

104. 张某需要在注册有效期满前（　　）前提出延续注册申请。

　　A. 30 日   B. 4 个月

　　C. 3 个月   D. 6 个月

在一个研讨班上，学员对假劣药情形、使用法律和法律责任展开了讨论。讨论的情形主要包括四个：一是采用多加矫味剂生产儿童退热药；二是多加药用淀粉少用主药生产降压药；三是部分药品超过有效期；四是某抗菌药物的外包装上标示的适应证与批准的药品说明书中适应证表述不一致，其外包装上添加了可以作为前列腺炎的二线用药的适应证等。

105. 上述信息中所指的四种情形，应按假药或假药论处的是（　　）

　　A. 多加矫味剂生产儿童退热药

　　B. 多加药用淀粉生产降压药

　　C. 药品超过有效期

　　D. 外包装上标示的适应证超过批准的说明书内容

106. 上述信息中所指的生产假劣药情形，属于在处罚幅度内从重处罚的是（　　）

　　A. 多加药用淀粉生产降压药

　　B. 药品超过有效期

　　C. 外包装上标示的适应证超过批准的说明书内容

　　D. 多加矫味剂生产儿童退热药

107. 针对第四种情形，如果所在企业生产金额达到 100 余万元，已经销售金额达到 15 万元，但尚未造成人员的伤害和死亡，应该认定为（　　）

　　A. 足以危害人体健康   B. 其他特别严重情节

　　C. 对人体健康造成严重危害   D. 其他严重情节

某乡镇的个体诊所未经同意擅自用淀粉生产降血脂药 500 盒，每盒售价 30 元，5 名患者购买服用该降血脂药后，血脂过高而住院治疗。市药品监督管理部门经调查后，查获剩余降血脂药 280 盒。

108. 该降血脂药（　　）

　　A. 为假药   B. 按假药论处

　　C. 为劣药   D. 按劣药论处

109. 市药品监督管理部门对该个体诊所可以作出的处罚不包括（　　）

    A. 没收剩余的降压药 280 盒   B. 没收 220 盒降压药的违法所得

    C. 处罚 75000 元   D. 吊销该个体诊所"医疗机构执业许可证"

110. 追究刑事责任时应对该个体诊所负责人（　　）

    A. 处 3 年以下有期徒刑或者拘役，并处罚金

    B. 处 3 年以上 10 年以下有期徒刑，并处罚金

    C. 处 10 年以上有期徒刑或者无期徒刑，并处罚金或者没有财产

    D. 处 10 年以上有期徒刑、无期徒刑或者死刑，并处罚金或者没收财产

四、多项选择题（每题 1 分，共 10 题，共 10 分）下列每小题的备选答案中，有两个或两个以上符合题意的正确答案，多选、少选、错选、不选均不得分。

111. 关于法律效力的说法，正确的有（　　）

    A. 同一位阶的法之间，特别规定优于一般规定

    B. 行政法规之间对同一事项，新的一般规定与旧的特别规定不一致，不能确定如何适用时，由全国人大常委会裁决

    C. 同一机关制定的法规，新的规定与旧的规定不一致的，适用新的规定

    D. 上位法的效力高于下位法

112. 根据《疫苗流通和预防接种管理条例》，疾病预防控制机构、接种单位应对运输过程中的疫苗进行温度监测并记录。其记录内容除疫苗名称、生产企业、供货（发送）单位、数量、批号及有效期外，还应包括（　　）

    A. 疫苗运输过程中的温度变化

    B. 启运和到达时的疫苗储存温度和环境温度

    C. 疫苗运输工具和接送人签字

    D. 疫苗启运和到达时间

113. 根据《药品经营质量管理规范》的规定，药品批发质量管理部门应当履行的职责包括（　　）

    A. 指导并监督药学服务工作

    B. 组织制订质量管理体系文件，并指导、监督文件的执行

    C. 负责质量信息的收集和管理，并建立药品质量档案

    D. 负责不合格药品的确认，对不合格药品的处理过程实施监督

114. 通过自身网站与本企业成员之外的其他企业进行互联网药品交易的药品生产企业和药品批发企业应当具备的条件有（　　）

    A. 提供互联网药品交易服务的网站已获得从事互联网药品信息服务的资格

    B. 具有与开展业务相适应的场所、设施、设备，并具备自我管理和维护的能力

    C. 具有比较健全的管理机构，具备网络与交易安全保障措施以及完整的管理制度

    D. 具有与上网交易的品种相适应的药品配送系统

115. 乙类非处方药应是用于常规轻微疾病和症状以及日常营养补给等的非处方药药品，下列药品中不应作为乙类非处方药的有（　　）
    A. 含抗菌药物、激素等成分的化学药品
    B. 中西药复方制剂
    C. 儿童用药（非维生素、矿物质类）
    D. 含毒性药材的口服中成药

116. 产品广告中含有"国旗、国徽、国歌"等禁止的情形的处罚措施有（　　）
    A. 由工商行政管理部门责令停止发布广告
    B. 由广告监督管理机关对广告主处二十万元以上一百万元以下的罚款
    C. 情节严重的，并可以吊销营业执照，由广告审查机关撤销广告审查批准文件、一年内不受理其广告审查申请
    D. 对广告经营者、广告发布者，由工商行政管理部门没收广告费用，处二十万元以上一百万元以下的罚款

117. 下列选项中，关于非处方药专有标识的管理规定，说法正确的是（　　）
    A. 专有标识图案分为红色和绿色
    B. 红色专有标识用于甲类非处方药药品
    C. 红色专有标识也用作经营非处方药药品企业的指南性标志
    D. 绿色专有标识用于乙类非处方药药品

118. 根据《基本医疗卫生与健康促进法》，下列关于基本医疗卫生与健康促进的说法，正确的有（　　）
    A. 基本医疗卫生服务包括基本公共卫生服务和基本医疗服务，基本医疗卫生服务由国家免费提供
    B. 公民是自己健康的第一责任人，应树立和践行对自己健康负责的健康管理理念
    C. 国家建立健康教育制度，保证公民获得健康教育的权利，提高公民的健康素养
    D. 医疗卫生与健康事业应坚持以人民为中心，为人民健康服务，卫生健康工作理念从以治病为中心到以人民健康为中心转变

119. 根据《中华人民共和国药品管理法》及其实施条例的有关规定，应按生产销售假药从重处罚的有（　　）
    A. 赵某以淀粉混入色素压片，铝塑板封装，再套以回收使用过的复方甘草片包装材料和说明书，修改生产批号和有效期后，冒充该药品销售至城乡结合部的药品零售企业
    B. 某公司回收人血白蛋白注射剂的包装，灌装生理盐水后，低价销售给无"医疗机构执业许可证"的"黑诊所"使用
    C. 某中药饮片生产企业被举报购买伪劣药材加工中药饮片，药品监管部门企业检查时，该企业锁闭大门突击焚毁部分伪劣原料药材
    D. 某化工企业从事非法生产加工销售以老年人为主要使用人群的治疗药物

120. 国家基本药物目录在保持数量相对稳定的基础上，实行动态管理。在此过程中调整品种和数量的因素包括（　　）

A. 已上市药品循证医学、药物经济学评价

B. 药品不良反应监测评价

C. 我国疾病谱变化

D. 基本医疗卫生需求和基本医疗保障水平变化

模拟试卷（一）参考答案及解析

一、最佳选择题

1.【试题答案】 B

【试题解析】本题考查要点是"改革完善短缺药品供应保障机制"。根据《关于改革完善短缺药品供应保障机制的实施意见》，我国将按照"分级应对、分类管理、会商联动、保障供应"的原则，建立短缺药品信息收集和汇总分析机制，完善短缺药品监测预警和清单管理制度，建设基于大数据应用的国家药品供应保障综合管理平台和短缺药品监测预警信息系统，健全部门会商联动机制，建立国家、省、地市、县四级监测预警机制和国家、省两级应对机制。因此，本题的正确答案为B。

2.【试题答案】 A

【试题解析】本题考查要点是"基本医疗保险药品目录管理"。经国家有关部门批准上市的民族药品，可自各省级医疗保障部门牵头，会同人力资源和社会保障部门根据当地的基金负担能力及用药需求，经相应的专家评审程序纳入本省（区、市）基金支付范围。医保药品目录中列入协议期内的谈判药品按照乙类支付。工伤保险和生育保险支付药品费用时不区分甲、乙类。因此，本题的正确答案为A。

3.【试题答案】 B

【试题解析】本题考查要点是"药品复验检验费用的承担"。《中华人民共和国药品管理法实施条例》第五十六条规定，药品抽查检验，不得收取任何费用。当事人对药品检验结果有异议，申请复验的，应当按照国务院有关部门或者省、自治区、直辖市人民政府有关部门的规定，向复验机构预先支付药品检验费用。复验结论与原检验结论不一致的，复验检验费用由原药品检验机构承担。因此，本题的正确答案为B。

4.【试题答案】 C

【试题解析】本题考查要点是"《药品管理法》的内容"。C选项正确说法应是：对已确认发生严重不良反应的药品，由国家药监部门或者省级药监部门根据实际情况采取停止生产、销售、使用等紧急控制措施。因此，本题的正确答案为C。

5.【试题答案】 D

【试题解析】本题考查要点是"不正当有奖销售的法律责任"。《中华人民共和国反不正当竞争法》第二十二条规定，经营者违反本法第十条规定进行有奖销售的，由监督检查部门责令停止违法行为，处五万元以上五十万元以下的罚款。因此，本题的正确答案为D。

6.【试题答案】 B

【试题解析】本题考查要点是"中药饮片生产经营管理的内容"。生产中药饮片必须持

有"药品生产许可证"，应当遵守药品生产质量管理规范；必须在符合药品 GMP 条件下组织生产，出厂的中药饮片应检验合格，并随货附纸质或电子版的检验报告书。因此，本题的正确答案为 B。

7. 【试题答案】 C

【试题解析】本题考查要点是"麻醉药品处方的保存期限"。《麻醉药品和精神药品管理条例》第四十一条规定，医疗机构应当对麻醉药品和精神药品处方进行专册登记，加强管理。麻醉药品处方至少保存 3 年，精神药品处方至少保存 2 年。因此，本题的正确答案为 C。

8. 【试题答案】 D

【试题解析】本题考查要点是"药品召回的责任主体"。药品生产企业是药品召回的责任主体。药品生产企业应当保存完整的购销记录，建立和完善药品召回制度，收集药品安全的相关信息，对可能具有安全隐患的药品进行调查、评估，召回存在安全隐患的药品。进口药品的境外制药厂商与境内药品生产企业一样也是药品召回的责任主体，履行相同的义务。进口药品需要在境内进行召回的，由进口的企业负责具体实施。因此，本题的正确答案为 D。

9. 【试题答案】 C

【试题解析】本题考查要点是"药品经营质量管理规范"。冷藏、冷冻药品应当在冷库内待验。因此，本题的正确答案为 C。

10. 【试题答案】 B

【试题解析】本题考查要点是"申请复议的期限"。《医疗用毒性药品管理办法》第十二条规定，当事人对处罚不服的，可在接到处罚通知之日起 15 日内，向作出处理的机关的上级机关申请复议。但申请复议期间仍应执行原处罚决定。上级机关应在接到申请之日起 10 日内作出答复。对答复不服的，可在接到答复之日起 15 日内，向人民法院起诉。因此，本题的正确答案为 B。

11. 【试题答案】 D

【试题解析】本题考查要点是"《处方药与非处方药流通管理暂行规定》的适用范围"。《处方药与非处方药流通管理暂行规定》第二条规定，凡在国内从事药品生产、批发、零售的企业及医疗机构适用于本规定。《处方药与非处方药流通管理暂行规定》第三条规定，国家实行特殊管理的处方药的生产销售、批发销售、调配、零售、使用按有关法律、法规执行。因此，本题的正确答案为 D。

12. 【试题答案】 A

【试题解析】本题考查要点是"药品经营管理规范"。药品批发企业与药品生产企业的购销渠道不同。药品批发企业是从药品生产企业购入药品，只能在本省向零售药店、医疗机构销售，不能向药品批发企业销售。药品生产企业可以向批发企业销售。因此，本题的正确答案为 A。

13. 【试题答案】 D

【试题解析】本题考查要点是"中成药通用名称命名基本原则"。中成药通用名称命名的基本原则有"科学简明，避免重名"原则、"规范命名，避免夸大疗效"原则和"体现传统文化特色"原则。因此，本题的正确答案为 D。

14. 【试题答案】　　D

【试题解析】本题考查要点是"麻醉药品和精神药品的储存与保管"。《麻醉药品和精神药品管理条例》第四十七条规定，麻醉药品和第一类精神药品的使用单位应当设立专库或者专柜储存麻醉药品和第一类精神药品。专库应当设有防盗设施并安装报警装置；专柜应当使用保险柜。专库和专柜应当实行双人双锁管理。因此，本题的正确答案为D。

15. 【试题答案】　　A

【试题解析】本题考查要点是"只能用于中药饮片和中成药的生产以及医疗配方使用的药品"。《麻醉药品和精神药品管理条例》第八十五条规定，麻醉药品目录中的罂粟壳只能用于中药饮片和中成药的生产以及医疗配方使用。因此，本题的正确答案为A。

16. 【试题答案】　　A

【试题解析】本题考查要点是"药品经营质量管理规范"。药品按批号堆码，不同批号的药品不得混垛，垛间距不小于5cm，与库房内墙、顶、温度调控设备及管道等设施间距不小于30cm，与地面间距不小于10cm；药品与非药品、外用药与其他药品分开存放，中药材和中药饮片分库存放；特殊管理的药品应当按照国家有关规定储存。因此，本题的正确答案为A。

17. 【试题答案】　　C

【试题解析】本题考查要点是"仿制药注册和一致性评价要求"。仿制药是指仿制已上市的原研药品，分为两类，一是仿制境外已上市境内未上市原研药品，二是仿制境内已上市原研药品。仿制药要求与原研药品具有相同的活性成分、剂型、规格、适应证、给药途径和用法用量，不强调处方工艺与原研药品一致，但强调仿制药品必须与原研药品质量和疗效一致。如果已上市药品的原研药品无法追溯或者原研药品已经撤市的，建议不再申请仿制；如坚持提出仿制药申请，原则上不能以仿制药的技术要求予以批准，应按照新药的要求开展相关研究。因此，本题的正确答案为C。

18. 【试题答案】　　D

【试题解析】本题考查要点是"执业药师不予注册的情况"。《执业药师注册管理暂行办法》第八条规定，执业药师有下列情况之一者，不予注册：①不具有完全民事行为能力的；②因受刑事处罚，自刑罚执行完毕之日到申请注册之日不满二年的；③受过取消执业药师执业资格处分不满二年的；④国家规定不宜从事执业药师业务的其他情形的（主要包括：甲、乙类传染病传染期，精神病发病期等健康状况不适宜或者不能胜任执业药师业务工作的）。因此，本题的正确答案为D。

19. 【试题答案】　　B

【试题解析】本题考查要点是"药品的通用名称与商品名称的字体比例"。《药品说明书和标签管理规定》第二十六条规定，药品商品名称不得与通用名称同行书写，其字体和颜色不得比通用名称更突出和显著，其字体以单字面积计不得大于通用名称所用字体的二分之一。因此，本题的正确答案为B。

20. 【试题答案】　D

【试题解析】本题考查要点是"处方书写"。药品名称应当使用规范的中文名称书写，没有中文名称的可以使用规范的英文名称书写；医疗机构或者医师、药师不得自行编制药品缩写名称或者使用代号；书写药品名称、剂量、规格、用法、用量要准确规范，药品用法可用规范的中文、英文、拉丁文或者缩写体书写，但不得使用"遵医嘱""自用"等含糊不清字句。因此，本题的正确答案为D。

21. 【试题答案】　B

【试题解析】本题考查要点是"药品生产企业生产供上市销售的最小包装的规定"。《药品说明书和标签管理规定》第四条第二款规定，药品生产企业生产供上市销售的最小包装必须附有说明书。因此，本题的正确答案为B。

22. 【试题答案】　B

【试题解析】本题考查要点是"《医疗机构药事管理规定》"。《医疗机构药事管理规定》将原先的药事管理委员会更名调整为药事管理与药物治疗学委员会，明确二级以上医院应当设立药事管理与药物治疗学委员会，其他医疗机构应当成立药事管理与药物治疗学组，故A错误。二级以上医院药学部门负责人应当具有高等学校药学专业或者临床药学专业本科以上学历，及本专业高级技术职务任职资格，故B正确。医疗机构药学专业技术人员不得少于本医疗机构卫生专业技术人员的8%，故C错误。医疗机构药事管理是指医疗机构以患者为中心，以临床药学为基础，对临床用药全过程进行有效的组织实施与管理，促进临床科学、合理用药的药学技术服务和相关的药品管理工作，故D错误。因此，本题的正确答案为B。

23. 【试题答案】　C

【试题解析】本题考查要点是"从轻或者减轻处罚的情形"。受行政处罚的当事人有下列情形之一的，应当依法从轻或者减轻行政处罚：①主动消除或者减轻违法行为危害后果的；②受他人胁迫有违法行为的；③配合行政机关查处违法行为有立功表现的；④已满十四周岁不满十八周岁的人有违法行为的。不包含选项C的"违法行为轻微并及时纠正，没有造成严重后果的"不予行政处罚。因此，本题的正确答案为C。

24. 【试题答案】　A

【试题解析】本题考查要点是"行政复议管辖的类别"。行政复议管辖包括：

（1）一般级别管辖：一般情况下，行政复议案件由被申请人的上一级行政机关管辖，包括：①选择管辖；②政府管辖；③垂直管辖。

（2）特殊级别管辖：主要包括：①自身管辖；②共同管辖；③派出管辖；④授权管辖；⑤撤销管辖；⑥转送管辖。

选项A的"垂直管辖"属于一般级别管辖，不属于特殊级别管辖。因此，本题的正确答案为A。

25. 【试题答案】　B

【试题解析】本题考查要点是"执业药师职责的基本准则"。《执业药师职业资格制度规定》第十七条规定，执业药师应当遵守执业标准和业务规范，以保障和促进公众用药安全有效为基本准则。因此，本题的正确答案为 B。

26. 【试题答案】　D

【试题解析】本题考查要点是"医疗机构中药制剂管理"。传统中药制剂备案号格式为：×药制备字 Z + 4 位年号 + 4 位顺序号 + 3 位变更顺序号（首次备案 3 位变更顺序号为 000）。×为省份简称。因此，本题的正确答案为 D。

27. 【试题答案】　A

【试题解析】本题考查要点是"开展药品上市许可持有人制度试点"。为了推进药品审评审批制度改革，鼓励药品创新，提升药品质量，为进一步改革完善药品管理制度提供实践经验，第十二届全国人民代表大会常务委员会第十七次会议决定授权国务院在北京、天津、河北、上海、江苏、浙江、福建、山东、广东、四川十个省、直辖市开展药品上市许可持有人制度试点，允许药品研发机构和科研人员取得药品批准文号，对药品质量承担相应责任。国家药品监督管理部门允许药品研发机构和科研人员申请注册新药，在转让给企业生产时，只进行生产企业现场工艺核查和产品检验，不再重复进行药品技术审评。授权的试点期限为三年。因此，本题的正确答案为 A。

28. 【试题答案】　D

【试题解析】本题考查要点是"中药饮片的生产、经营行为"。生产中药饮片必须持有"药品生产许可证"和"药品 GMP 证书"，故 C 正确；必须以中药材为起始原料，使用符合药用标准的中药材，并尽量固定药材产地，故 B 正确；必须严格执行国家药品标准和地方中药饮片炮制规范、工艺规程，故 A 正确。严禁生产企业外购中药饮片半成品或成品进行分包装或改换包装标签等行为。批发零售中药饮片必须持有"药品经营许可证""药品 GSP 证书"，必须从持有"药品 GMP 证书"的生产企业或持有"药品 GSP 证书"的经营企业采购。严禁经营企业从事饮片分包装、改换标签等活动，故 D 错误；严禁从中药材市场或其他不具备饮片生产经营资质的单位或个人采购中药饮片。因此，本题的正确答案为 D。

29. 【试题答案】　A

【试题解析】本题考查要点是"中药材管理"。《进口药材批件》分一次性有效批件和多次使用批件。一次性有效批件的有效期为 1 年，多次使用批件的有效期为 2 年。《进口药材批件》编号格式为：国药材进字 + 4 位年号 + 4 位顺序号。国家药品监督管理部门对濒危物种药材或者首次进口药材的进口申请，颁发一次性有效批件。因此，本题的正确答案为 A。

30. 【试题答案】　A

【试题解析】本题考查要点是"疫苗的运输"。根据《疫苗流通和预防接种管理条例》的规定，疫苗不得与非药品同车混合运输；与其他药品同车混合运输的，应当在运输车内分区放置，防止混淆和交叉污染，确保不因同车混合运输影响疫苗质量。疫苗生产企业、配送企业采用航空方式运输疫苗的，运输过程必须采用符合疫苗温度控制要求的冷藏措施，全程记录运输温度数据，并在配送至县级疾病预防控制机构前完成航空运输温度数据的上传。因此，本题的正确答案为 A。

31. 【试题答案】 C

【试题解析】本题考查要点是"中国食品药品检定研究院的主要职责"。中国食品药品检定研究院的主要职责为：①承担食品、药品、医疗器械、化妆品及有关药用辅料、包装材料与容器（以下统称为食品药品）的检验检测工作。组织开展药品、医疗器械、化妆品抽验和质量分析工作。负责相关复验、技术仲裁。组织开展进口药品注册检验及上市后有关数据收集分析等工作。②承担药品、医疗器械、化妆品质量标准、技术规范、技术要求、检验检测方法的制修订及技术复核工作。组织开展检验检测新技术、新方法、新标准研究。承担相关产品严重不良反应、严重不良事件原因的实验研究工作。③负责医疗器械标准管理相关工作。④承担生物制品批签发相关工作。⑤承担化妆品安全技术评价工作。⑥组织开展有关国家标准物质的规划、计划、研究、制备、标定、分发和管理工作。⑦负责生产用菌毒种、细胞株的检定工作。承担医用标准菌毒种、细胞株的收集、鉴定、保存、分发和管理工作。⑧承担实验动物饲育、保种、供应和实验动物及相关产品的质量检测工作。⑨承担食品药品检验检测机构实验室间比对以及能力验证、考核与评价等技术工作。⑩负责研究生教育培养工作。组织开展对食品药品相关单位质量检验检测工作的培训和技术指导。开展食品药品检验检测国际（地区）交流与合作。因此，本题的正确答案为 C。

32. 【试题答案】 D

【试题解析】本题考查要点是"参与互联网药品交易的医疗机构的权利"。《互联网药品交易服务审批暂行规定》第二十二条规定，在互联网上进行药品交易的药品生产企业、药品经营企业和医疗机构必须通过经（食品）药品监督管理部门和电信业务主管部门审核同意的互联网药品交易服务企业进行交易。参与互联网药品交易的医疗机构只能购买药品，不得上网销售药品。因此，本题的正确答案为 D。

33. 【试题答案】 D

【试题解析】本题考查要点是"药品临床研究的分级"。《药品注册管理办法》第三十一条规定，申请新药注册，应当进行临床试验。临床试验分为Ⅰ、Ⅱ、Ⅲ、Ⅳ期。新药在批准上市前，应当进行Ⅰ、Ⅱ、Ⅲ期临床试验。经批准后，有些情况下可仅进行Ⅱ期和Ⅲ期临床试验或者仅进行Ⅲ期临床试验。所以，药品临床研究不含Ⅴ期临床试验。因此，本题的正确答案为 D。

34. 【试题答案】 B

【试题解析】本题考查要点是"药品广告中涉及改善性功能的内容"。

（1）药品广告合理用药宣传不得含有的内容包括：①含有不科学的表述或者使用不恰当的表现形式，引起公众对所处健康状况和所患疾病产生不必要的担忧和恐惧，或者使公众误解不使用该药品会患某种疾病或加重病情的；②含有免费治疗、免费赠送、有奖销售、以药品作为礼品或者奖品等促销药品内容的；③含有"家庭必备"或者类似内容的；④含有"无效退款""保险公司保险"等保证内容的；⑤含有评比、排序、推荐、指定、选用、获奖等综合性评价内容的。故 A 错误。

（2）药品广告的内容必须真实、合法；药品广告内容涉及药品适应证或者功能主治、药理作用等内容的宣传，应当以国家药品监督管理部门批准的说明书为准，不得进行扩大或者恶意隐瞒的宣传，不得含有说明书以外的理论、观点等内容。故 B 正确。

（3）药品广告不得在未成年人出版物和广播电视频道、节目、栏目上发布。药品广告不得以儿童为诉求对象，不得以儿童名义介绍药品。故 C 错误。

（4）电视台、广播电台不得在 7:00~22:00 发布含有涉及改善和增强性功能的药品广告。选项 D 中"黄金时间"的说法不准确，故 D 错误。

因此，本题的正确答案为 B。

35. 【试题答案】　A

【试题解析】本题考查要点是"处方药的广告"。《处方药与非处方药分类管理办法（试行）》第十二条规定，处方药只准在专业性医药报刊进行广告宣传，非处方药经审批可以在大众传播媒介进行广告宣传。因此，本题的正确答案为 A。

36. 【试题答案】　D

【试题解析】本题考查要点是"行政诉讼的受案范围"。《中华人民共和国行政诉讼法》规定，人民法院不受理公民、法人或者其他组织对下列事项提起的诉讼：①国防、外交等国家行为；②行政法规、规章或者行政机关制定、发布的具有普遍约束力的决定、命令；③行政机关对其工作人员的奖惩、任免等决定；④法律规定由行政机关最终裁决的行政行为；⑤公安、国家安全等机关依照刑事诉讼法的明确授权实施的行为；⑥行政调解行为以及法律规定的仲裁行为；⑦不具有强制力的行政指导行为；⑧驳回当事人对行政行为提起申诉的重复处理行为；⑨对公民、法人或者其他组织权利义务不产生实际影响的行为。因此，本题的正确答案为 D。

37. 【试题答案】　C

【试题解析】本题考查要点是"中药材自种、自采、自用的管理规定"。根据当地实际工作需要，乡村中医药技术人员自种、自采、自用的中草药，只限于其所在的村医疗机构内使用，不得上市流通，不得加工成中药制剂。乡村中医药技术人员不得自种、自采、自用下列中草药：①国家规定需特殊管理的医疗用毒性中草药；②国家规定需特殊管理的麻醉药品原植物；③国家规定需特殊管理的濒稀野生植物药材。因此，本题的正确答案为 C。

38. 【试题答案】　D

【试题解析】本题考查要点是"医疗保障用药管理"。人社部门出台的《关于完善基本医疗保险定点医药机构协议管理的指导意见》（人社部发〔2015〕98 号），意味着定点医药机构确认由行政部门进行两定资格审查后再由经办机构签订定点服务协议的"两步走"，转变为仅由经办机构与符合条件的医药机构签订服务协议的"一步走"，社保行政部门不再进行前置审批。因此，本题的正确答案为 D。

39. 【试题答案】　D

【试题解析】本题考查要点是"药品的质量特性"。药品的质量特性包括有效性、安全性、稳定性和均一性。选项 A、B、C 均属于药品的特殊性。药品的特殊性包括专属性、两重性、质量的重要性、时限性。因此，本题的正确答案为 D。

40. 【试题答案】　A

【试题解析】本题考查要点是"国家药品监督管理局药品审评中心的主要职责"。国家药品监督管理局药品审评中心是国家药品注册技术审评机构。因此，本题的正确答案为A。

二、配伍选择题

41～43.【试题答案】 A、C、D

【试题解析】本组题考查要点是"生产、销售假药、劣药的法律责任"。生产、销售劣药，致人死亡，或者致人重度残疾的，应当认定为"后果特别严重"。生产、销售假药，造成轻伤或者重伤的，应当认定为"对人体健康造成严重危害"。生产、销售假药，造成较大突发公共卫生事件的，应当认定为有"其他严重情节"。

44～46.【试题答案】 B、A、D

【试题解析】本组题考查要点是"精神药品目录"。氯胺酮注射液属于第一类精神药品。目前，《精神药品品种目录（2013版）》确定的我国生产及使用的第一类精神药品有7个品种，具体包括哌甲酯、司可巴比妥、丁丙诺啡、γ–羟丁酸、氯胺酮、马吲哚、三唑仑。复方枇杷喷托维林颗粒属于含特殊药品复方制剂。其他含麻醉药品口服复方制剂有复方福尔可定口服溶液、复方福尔可定糖浆、复方枇杷喷托维林颗粒、尿通卡克乃其片。氨酚氢可酮片属于第二类精神药品。目前，目录确定的我国生产及使用的第二类精神药品有29个品种，具体包括异戊巴比妥、格鲁米特、喷他佐辛、戊巴比妥、阿普唑仑、巴比妥、氯氮䓬、氯硝西泮、地西泮、艾司唑仑、氟西泮、劳拉西泮、甲丙氨酯、咪达唑仑、硝西泮、奥沙西泮、匹莫林、苯巴比妥、唑吡坦、丁丙诺啡透皮贴剂、布托啡诺及其注射剂、咖啡因、安钠咖、地佐辛及其注射剂、麦角胺咖啡因片、氨酚氢可酮片、曲马多、扎来普隆、佐匹克隆。

47～49.【试题答案】 A、C、D

【试题解析】本组题考查要点是"内外标签、运输、储藏包装和原料药标签标示的内容"。《药品说明书和标签管理规定》第十七条规定，药品的内标签应当包含药品通用名称、适应证或者功能主治、规格、用法用量、生产日期、产品批号、有效期、生产企业等内容。包装尺寸过小无法全部标明上述内容的，至少应当标注药品通用名称、规格、产品批号、有效期等内容。第十八条规定，药品外标签应当注明药品通用名称、成分、性状、适应证或者功能主治、规格、用法用量、不良反应、禁忌、注意事项、储藏、生产日期、产品批号、有效期、批准文号、生产企业等内容。适应证或者功能主治、用法用量、不良反应、禁忌、注意事项不能全部注明的，应当标出主要内容并注明"详见说明书"字样。第十九条规定，用于运输、储藏的包装的标签，至少应当注明药品通用名称、规格、储藏、生产日期、产品批号、有效期、批准文号、生产企业，也可以根据需要注明包装数量、运输注意事项或者其他标记等必要内容。

50～52.【试题答案】 D、C、A

【试题解析】本组题考查要点是"《执业药师职业资格制度规定》监督管理"。《执业药师职业资格制度规定》第二十六条规定，对未按规定配备执业药师的单位，由所在地县级以上负责药品监督管理的部门责令限期配备，并按照相关法律法规给予处罚。第二十八条规定，以欺骗、贿赂等不正当手段取得《执业药师注册证》的，由发证部门撤销《执业药师注册证》，三年内不予执业药师注册；构成犯罪的，依法追究刑事责任。第三十条规定，执业药师在执业期间违反《中华人民共和国药品管理法》及其他法律法规构成犯罪的，由司法机关依法追究责任。

53~57.【试题答案】　D、B、C、A、C

【试题解析】本组题考查要点是"处方颜色"。①普通处方的印刷用纸为白色；②急诊处方印刷用纸为淡黄色，右上角标注"急诊"；③儿科处方印刷用纸为淡绿色，右上角标注"儿科"；④麻醉药品和第一类精神药品处方印刷用纸为淡红色，右上角标注"麻、精一"；⑤第二类精神药品处方印刷用纸为白色，右上角标注"精二"。

58~60.【试题答案】　C、B、A

【试题解析】本组题考查要点是"国家重点保护野生药材物种的分级和国家重点保护野生药材物种的药材名称"。《野生药材资源保护管理条例》规定，国家重点保护的野生药材物种分为三级：一级：濒临灭绝状态的稀有珍贵野生药材物种：虎骨、豹骨、羚羊角、鹿茸（梅花鹿）。选项A属于此范畴。二级：分布区域缩小、资源处于衰竭状态的重要野生药材物种：鹿茸（马鹿）、麝香（3个品种）、熊胆（2个品种）、穿山甲、蟾酥（2个品种）、哈蟆油、金钱白花蛇、乌梢蛇、蕲蛇、蛤蚧、甘草（3个品种）、黄连（3个品种）、人参、杜仲、厚朴（2个品种）、黄柏（2个品种）、血竭。选项B属于此范畴。三级：资源严重减少的主要常用野生药材物种：川贝母（4个品种）、伊贝母（2个品种）、刺五加、黄芩、天冬、猪苓、龙胆（4个品种）、防风、远志（2个品种）、胡黄连、肉苁蓉、秦艽（4个品种）、细辛（3个品种）、紫草、五味子（2个品种）、蔓荆子（2个品种）、诃子（2个品种）、山茱萸、石斛（5个品种）、阿魏（2个品种）、连翘（2个品种）、羌活（2个品种）。选项C属于此范畴。

61~62.【试题答案】　C、B

【试题解析】本组题考查要点是"处方药和非处方药分类管理"。处方药只能在国务院卫生行政部门和国家药品监督管理部门共同指定的专业性医药报刊上进行广告宣传，不得在大众媒介上发布广告或者以其他方式进行以公众为对象的广告宣传。非处方药可以在大众媒介上进行广告宣传，但广告内容必须经过审查、批准，不能任意夸大或篡改，以正确引导消费者科学、合理地进行自我药疗。

63~64.【试题答案】　B、D

【试题解析】本组题考查要点是"药品注册分类"。化学药品新注册分类共分为5个类别：①1类：境内外均未上市的创新药。指含有新的结构明确的、具有药理作用的化合物，且具有临床价值的药品。②2类：境内外均未上市的改良型新药。指在已知活性成分的基础上，对其结构、剂型、处方工艺、给药途径、适应证等进行优化，且具有明显临床优势的药品。③3类：境内申请人仿制境外上市但境内未上市原研药品的药品。该类药品应与原研药品的质量和疗效一致。原研药品指境内外首个获准上市，且具有完整和充分的安全性、有效性数据作为上市依据的药品。④4类：境内申请人仿制已在境内上市原研药品的药品。该类药品应与原研药品的质量和疗效一致。⑤5类：境外上市的药品申请在境内上市。

新注册分类①、②类别药品，按照《药品注册管理办法》中新药的程序申报；新注册分类③、④类别药品，按照《药品注册管理办法》中仿制药的程序申报；新注册分类⑤类别药品，按照《药品注册管理办法》中进口药品的程序申报。

65~66.【试题答案】 C、A

【试题解析】本组题考查要点是"中药保护品种的范围和等级划分"。申请中药一级保护品种应具备的条件：①对特定疾病有特殊疗效的；②相当于国家一级保护野生药材物种的人工制成品；③用于预防和治疗特殊疾病的。申请中药二级保护品种应具备的条件：①符合一级保护的品种或者已经解除一级保护的品种；②对特定疾病有显著疗效的；③从天然药物中提取的有效物质及特殊制剂。

67~70.【试题答案】 D、C、A、B

【试题解析】本组题考查要点是"国家重点保护野生药材的采猎管理要求"。《野生药材资源保护管理条例》规定，未经野生药材资源保护管理部门批准进入野生药材资源保护区从事科研、教学、旅游等活动者，当地县以上药品生产经营行业主管部门和自然保护区主管部门有权制止，造成损失的，必须承担赔偿责任；违反保护野生药材物种收购、经营管理的，由工商行政管理部门或有关部门没收其野生药材和全部违法所得，并处以罚款；保护野生药材资源管理部门的工作人员徇私舞弊的，由所在单位或上级管理部门给予行政处分，造成野生药材资源损失的，必须承担赔偿责任；破坏野生药材资源情节严重，构成犯罪的，由司法机关依法追究刑事责任。

71~74.【试题答案】 B、D、C、A

【试题解析】本组题考查要点是"《医疗机构制剂配制质量管理规范（试行）》总则"。《医疗机构制剂配制质量管理规范（试行）》第五条规定，本规范是医疗机构制剂配制和质量管理的基本准则，适用于制剂配制的全过程。第三条规定，医疗机构配制制剂应取得省、自治区、直辖市药品监督管理局颁发的"医疗机构制剂许可证"。第四条规定，国家药品监督管理局和省、自治区、直辖市药品监督管理局负责对医疗机构制剂进行质量监督，并发布质量公告。

75~77.【试题答案】 A、C、D

【试题解析】本组题考查要点是"药品不良反应及相关术语的界定和区分"。

（1）药品不良反应，是指合格药品在正常用法用量下出现的与用药目的无关的有害反应。

（2）严重药品不良反应，是指因使用药品引起以下损害情形之一的反应：①导致死亡；②危及生命；③致癌、致畸、致出生缺陷；④导致显著的或者永久的人体伤残或者器官功能的损伤；⑤导致住院或者住院时间延长；⑥导致其他重要医学事件，如不进行治疗可能出现上述所列情况的。

（3）新的药品不良反应，是指药品说明书中未载明的不良反应。说明书中已有描述，但不良反应发生的性质、程度、后果或者频率与说明书描述不一致或者更严重的，按照新的药品不良反应处理。

（4）药品群体不良事件，是指同一药品在使用过程中，在相对集中的时间、区域内，对一定数量人群的身体健康或者生命安全造成损害或者威胁，需要予以紧急处置的事件。

78 ~ 81.【试题答案】　　D、B、A、C

【试题解析】本组题考查要点是"'药品经营许可证'的有关规定"。《药品经营许可证管理办法》第二十八条规定，发证机关应建立"药品经营许可证"发证、换证、监督检查、变更等方面的工作档案，并在每季度上旬将"药品经营许可证"的发证、变更等情况报上一级食品药品监督管理部门。对因变更、换证、吊销、缴销等原因收回、作废的"药品经营许可证"，应建档保存5年。《药品经营许可证管理办法》第十二条规定，"药品经营许可证"是企业从事药品经营活动的法定凭证，任何单位和个人不得伪造、变造、买卖、出租和出借。

82 ~ 85.【试题答案】　　A、D、B、C

【试题解析】本组题考查要点是"处方调剂的'四查十对'"。《处方管理办法》第三十七条规定，药师调剂处方时必须做到"四查十对"：查处方，对科别、姓名、年龄；查药品，对药名、剂型、规格、数量；查配伍禁忌，对药品性状、用法用量；查用药合理性，对临床诊断。

86 ~ 87.【试题答案】　　C、B

【试题解析】本组题考查要点是"生产、销售假药的刑事责任"。《最高人民法院、最高人民检察院关于办理危害药品安全刑事案件适用法律若干问题的解释》第四条规定，生产、销售假药，具有下列情形之一的，应当认定为刑法第一百四十一条规定的"其他特别严重情节"：①致人重度残疾的；②造成三人以上重伤、中度残疾或者器官组织损伤导致严重功能障碍的；③造成五人以上轻度残疾或者器官组织损伤导致一般功能障碍的；④造成十人以上轻伤的；⑤造成重大、特别重大突发公共卫生事件的；⑥生产、销售金额五十万元以上的；⑦生产、销售金额二十万元以上不满五十万元，并具有本解释第一条规定情形之一的；⑧根据生产、销售的时间、数量、假药种类等，应当认定为情节特别严重的。

《最高人民法院、最高人民检察院关于办理危害药品安全刑事案件适用法律若干问题的解释》第二条规定，生产、销售假药，具有下列情形之一的，应当认定为刑法第一百四十一条规定的"对人体健康造成严重危害"：①造成轻伤或者重伤的；②造成轻度残疾或者中度残疾的；③造成器官组织损伤导致一般功能障碍或者严重功能障碍的；④其他对人体健康造成严重危害的情形。

88 ~ 90.【试题答案】　　B、B、B

【试题解析】本组题考查要点是"不正当竞争行为的认定"。混淆行为、商业贿赂行为、虚假宣传和虚假交易行为、侵犯商业秘密、不正当有奖销售、诋毁商誉行为、互联网不正当竞争行为均属于不正当竞争行为。《中华人民共和国反不正当竞争法》第七条规定，经营者不得采用财物或者其他手段贿赂下列单位或者个人，以谋取交易机会或者竞争优势：①交易相对方的工作人员；②受交易相对方委托办理相关事务的单位或者个人；③利用职权或者影响力影响交易的单位或者个人。《中华人民共和国反不正当竞争法》第八条第二款规定，经营者不得通过组织虚假交易等方式，帮助其他经营者进行虚假或者引人误解的商业宣传。《中华人民共和国反不正当竞争法》第十条规定，经营者进行有奖销售不得存在下列情形：①所设奖的种类、兑奖条件、奖金金额或者奖品等有奖销售信息不明确，影响兑奖；②采用谎称有奖或者故意让内定人员中奖的欺骗方式进行有奖销售；③抽奖式的有奖销售，最高奖的金额超过五万元。

三、综合分析选择题

91.【试题答案】　B

【试题解析】本题考查要点是"药品广告管理法"。不得在儿童频道出现，不得以专家、学者、医师、药师、患者等形象推荐证明，因此 ACD 错误。在经指定可发布处方药广告的专业期刊上可以发布处方药硝苯地平控释片广告。因此，本题的正确答案为 B。

92.【试题答案】　D

【试题解析】本题考查要点是"中成药与医疗机构中药制剂管理"。根据背景材料可知，乙的采购部门提出申请后，由乙的质量管理部门和质量负责人审核、批准。乙应当审核药品的合法性，索取加盖供货单位公章原印章的药品批准文件复印件保存，采购部门不可直接做出采购决定，对于首营单位和品种，必要时才进行实地考察，并非必须。因此，本题的正确答案为 D。

93.【试题答案】　A

【试题解析】本题考查要点是"中成药与医疗机构中药制剂管理"。根据背景材料可知，中药饮片和中成药鱼腥草注射液因为温湿度要求不同不可同库储存。化学药品和中成药可以同库储存。因此，本题的正确答案为 A。

94.【试题答案】　D

【试题解析】本题考查要点是"非处方药的管理要求"。该中成药抗病毒口服液外包装上有绿色 OTC 标识，说明为乙类非处方药，消费者不需要医生及药师的指导，可以自我购买和使用。因此该零售企业执业药师不在岗的情况下可以销售该中药抗病毒口服液。因此 ABC 选项均错误，本题的正确答案为 D。

95.【试题答案】　B

【试题解析】本题考查要点是"处方药与非处方药分类管理"。经营处方药和甲类非处方药的药品零售企业，执业药师或者其他依法经资格认定的药学技术人员不在岗时，应当挂牌告知，并停止销售处方药和甲类非处方药。盐酸氨溴索口服液按甲类非处方药管理，本店执业药师不在岗，此时不可销售。因此，本题的正确答案为 B。

96.【试题答案】　A

【试题解析】本题考查要点是"处方药与非处方药分类管理"。药品生产、经营企业不得以搭售、买药品赠药品、买商品赠药品等方式向公众赠送处方药或者甲类非处方药。维生素 C 泡腾片按乙类非处方药管理，消费者不需要医生及药师的指导，可以自我购买和使用。盐酸氨溴索口服液按甲类非处方药管理，本店执业药师不在岗，此时不可销售，更不可以直接赠送给消费者。因此，本题的正确答案为 A。

97.【试题答案】　D

【试题解析】本题考查要点是"麻醉药品和精神药品的管理"。磷酸可待因糖浆属于含可待因复方口服液体制剂，列入第二类精神药品管理。具有经营资质的药品零售企业，销售含可待因复方口服液体制剂时，必须凭医疗机构使用精神药品专用处方开具的处方销售，单方处方量不得超过 7 日常用量。因此门店执业药师应告知消费者到周边诊所开具处方后，再至该门店凭处方购买磷酸可待因糖浆。因此，本题的正确答案为 D。

98.【试题答案】　A

【试题解析】本题考查要点是"医保药品目录的制定"。《国家医疗保险药品目录》已经全部由国家医疗保障局统一制定，省级医疗保障局限于制定民族药、部分中药饮片、医院制剂医疗保险目录。因此，本题的正确答案为 A。

99.【试题答案】　A

【试题解析】本题考查要点是"医保药品目录的分类"。医保药品目录的西药和中成药分为甲类和乙类目录，另外非处方药也分甲类和乙类，但是基本药物、短缺药品、抗菌药物没有这种分类。因此，本题的正确答案为 A。

100.【试题答案】　C

【试题解析】本题考查要点是"国家基本药物目录管理、医保药品使用费用的支付原则"。根据医保药品目录的相关规定，中成药部分药品处方中含有的"牛黄"是指人工牛黄。含天然麝香、天然牛黄、体内培植牛黄、体外培育牛黄的药品不予支付。根据基本药物目录的相关规定，中成药成分中的"牛黄"为人工牛黄，有"注释"的除外。目录中"安宫牛黄丸"和"活心丸"成分中的"牛黄"为天然牛黄、体内培植牛黄或体外培育牛黄。即题干中所涉及的医保药品不是人工的，则医疗保险基金不予支付。需特别注意的是，不要因为"安宫牛黄丸"和"活心丸"是甲类药品，就选择 A。因为特殊规定优于一般规定。所以，本题的正确答案为 C。

101.【试题答案】　B

【试题解析】本题考查要点是"执业药师职业资格考试的报名条件"。凡中华人民共和国公民和获准在我国境内就业的外籍人员，具备以下条件之一者，均可申请参加执业药师职业资格考试：①取得药学类、中药学类专业大专学历，在药学或中药学岗位工作满 5 年；②取得药学类、中药学类专业大学本科学历或学士学位，在药学或中药学岗位工作满 3 年；③取得药学类、中药学类专业第二学士学位、研究生班毕业或硕士学位，在药学或中药学岗位工作满 1 年；④取得药学类、中药学类专业博士学位；⑤取得药学类、中药学类相关专业相应学历或学位的人员，在药学或中药学岗位工作的年限相应增加 1 年。因此，本题的正确答案为 B。

102.【试题答案】　C

【试题解析】本题考查要点是"申请注册的执业范围"。执业药师应当按照执业类别、执业单位、执业范围进行注册和执业。执业类别为药学类、中药学类、药学与中药学类；执业范围为药品生产、药品经营、药品使用及其他需要提供药学服务的单位。机关、院校、科研单位、药品检验机构不属于规定的注册执业单位。因此，本题的正确答案为 C。

103. 【试题答案】   B

【试题解析】本题考查要点是"申请执业药师注册需要具备的条件"。申请执业药师注册的人员，必须同时具备下列条件：①取得"执业药师职业资格证书"；②遵纪守法，遵守执业药师职业道德，无不良信息记录；③身体健康，能坚持在执业药师岗位工作；④经执业单位考核同意。具备的条件不包括选项B。因此，本题的正确答案为B。

104. 【试题答案】   A

【试题解析】本题考查要点是"执业药师注册有效期"。执业药师注册有效期为五年。持证者须在有效期满三十日前向所在地注册管理机构提出延续注册申请。超过期限，不办理延续注册手续的人员，其《执业药师注册证》自动失效，并不能再以执业药师身份执业。因此，本题的正确答案为A。

105. 【试题答案】   D

【试题解析】本题考查要点是"假药的认定"。《药品管理法》第48条规定，有下列情形之一的药品，按假药论处：①国务院药品监督管理部门规定禁止使用的；②依照本法必须批准而未经批准生产、进口，或者依照本法必须检验而未经检验即销售的；③变质的；④被污染的；⑤使用依照本法必须取得批准文号而未取得批准文号的原料药生产的；⑥所标明的适应证或者功能主治超出规定范围的。因此，本题的正确答案为D。

106. 【试题答案】   D

【试题解析】本题考查要点是"从重处罚的情节"。根据《药品管理法实施条例》第七十三条的规定，生产、销售假药，有下列行为之一的，从重处罚：①以麻醉药品、精神药品、医疗用毒性药品、放射性药品冒充其他药品，或者以其他药品冒充上述药品的；②生产、销售以孕产妇、婴幼儿及儿童为主要使用对象的假药的；③生产、销售的生物制品、血液制品属于假药的；④生产、销售假药，造成人员伤害后果的；⑤生产、销售假药，经处理后重犯的；⑥拒绝、逃避监督检查，或者伪造、销毁、隐匿有关证据材料的，或者擅自动用查封、扣押物品的。因此，本题的正确答案为D。

107. 【试题答案】   B

【试题解析】本题考查要点是"生产、销售假药的刑事责任认定及刑罚"。生产、销售假药，具有下列情形之一的，应当认定为有"其他特别严重情节"：①致人重度残疾的；②造成三人以上重伤、中度残疾或者器官组织损伤导致严重功能障碍的；③造成五人以上轻度残疾或者器官组织损伤导致一般功能障碍的；④造成十人以上轻伤的；⑤造成重大、特别重大突发公共卫生事件的；⑥生产、销售金额五十万元以上的；⑦生产、销售金额二十万元以上不满五十万元，并具有本解释第1条规定的应当酌情从重处罚情形之一的；⑧根据生产、销售的时间、数量、假药种类等，应当认定为情节特别严重的。因此，本题的正确答案为B。

108. 【试题答案】   A

【试题解析】本题考查要点是"假药的认定"。《中华人民共和国药品管理法》第四十八条规定，禁止生产、销售假药。有下列情形之一的，为假药：①药品所含成分与国家药品标准规定的成分不符的；②以非药品冒充药品或者以他种药品冒充此种药品的。根据第②点可知，该降血脂药为假药。因此，本题的正确答案为A。

109. 【试题答案】　D

【试题解析】本题考查要点是"生产、销售假药单位承担的行政责任"。《中华人民共和国药品管理法》第七十三条规定，生产、销售假药的，没收违法生产、销售的药品和违法所得，并处违法生产、销售药品货值金额二倍以上五倍以下的罚款；有药品批准证明文件的予以撤销，并责令停产、停业整顿；情节严重的，吊销"药品生产许可证""药品经营许可证"或者"医疗机构制剂许可证"；构成犯罪的，依法追究刑事责任。所以，市药品监督管理部门对该个体诊所可以作出的处罚不包括选项D。因此，本题的正确答案为D。

110. 【试题答案】　A

【试题解析】本题考查要点是"生产、销售假药的刑事责任"。《中华人民共和国刑法》第一百四十一条规定，生产、销售假药的，处三年以下有期徒刑或者拘役，并处罚金；对人体健康造成严重危害或者有其他严重情节的处三年以上十年以下有期徒刑，并处罚金；致人死亡或者有其他特别严重情节的，处十年以上有期徒刑、无期徒刑或者死刑，并处罚金或者没收财产。因此，本题的正确答案为A。

四、多项选择题

111. 【试题答案】　ACD

【试题解析】本题考查要点是"法律效力的说法"。同一位阶的法之间，特别规定优于一般规定，新的规定优于旧的规定。故答案A正确。行政法规之间对同一事项的，新的一般规定与旧的特别规定不一致，不能确定如何适用时，由国务院裁决。故答案B错误。《立法法》规定：同一机关制定的法律、行政法规、地方性法规、自治条例和单行条例、规章，特别规定与一般规定不一致的，适用特别规定；新的规定与旧的规定不一致的，适用新的规定。故答案C正确。上位法的效力高于下位法，宪法至上、法律高于法规、法规高于规章、行政法规高于地方性法规。故答案D正确。因此，本题的正确答案为ACD。

112. 【试题答案】　ABCD

【试题解析】本题考查要点是"'疫苗运输温度记录表'的记录内容"。疫苗配送企业、疾病预防控制机构、接种单位应对疫苗运输过程进行温度监测，填写"疫苗运输温度记录表"，记录内容包括疫苗运输工具、疫苗冷藏方式、疫苗名称、生产企业、规格、批号、有效期、数量、用途、启运和到达时间、启运和到达时的疫苗储存温度和环境温度、启运至到达行驶里程、送/收疫苗单位、送/收疫苗人签名。因此，本题的正确答案为ABCD。

113. 【试题答案】　BCD

【试题解析】本题考查要点是"药品批发质量管理部门的主要职责"。《药品经营质量管理规范》第十七条规定，药品批发质量管理部门应当履行以下职责：①督促相关部门和岗位人员执行药品管理的法律法规及本规范；②组织制订质量管理体系文件，并指导、监督文件的执行；③负责对供货单位和购货单位的合法性、购进药品的合法性以及供货单位销售人员、购货单位采购人员的合法资格进行审核，并根据审核内容的变化进行动态管理；④负责质量信息的收集和管理，并建立药品质量档案；⑤负责药品的验收，指导并监督药品采购、储存、养护、销售、退货、运输等环节的质量管理工作；⑥负责不合格药品的确认，对不合格药品的处理过程实施监督；⑦负责药品质量投诉和质量事故的调查、处理及报告；⑧负责假劣药品的报告；⑨负责药品质量查询；⑩负责指导设定计算机系统质量控制功能；⑪负责计算机系统操作权限的审核和质量管理基础数据的建立及更新；⑫组织验证、校准相关设施设备；⑬负责药品召回的管理；⑭负责药品不良反应的报告；⑮组织质量管理体系的内审和风险评估；⑯组织对药品供货单位及购货单位质量管理体系和服务质量的考察和评价；⑰组织对被委托运输的承运方运输条件和质量保障能力的审查；⑱协助开展质量管理教育和培训；⑲其他应当由质量管理部门履行的职责。选项 A "指导并监督药学服务工作"是药品零售质量管理部门的职责。因此，本题的正确答案为 BCD。

114.【试题答案】　ABC

【试题解析】本题考查要点是"通过自身网站与本企业成员之外的其他企业进行互联网药品交易的药品生产企业和药品批发企业应当具备的条件"。《互联网药品交易服务审批暂行规定》第八条规定，通过自身网站与本企业成员之外的其他企业进行互联网药品交易的药品生产企业和药品批发企业应当具备以下条件：①提供互联网药品交易服务的网站已获得从事互联网药品信息服务的资格；②具有与开展业务相适应的场所、设施、设备，并具备自我管理和维护的能力；③具有健全的管理机构，具备网络与交易安全保障措施以及完整的管理制度；④具有完整保存交易记录的设施、设备；⑤具备网上查询、生成订单、电子合同等基本交易服务功能；⑥具有保证网上交易的资料和信息的合法性、真实性的完善管理制度、设施、设备与技术措施。所以，选项 ABC 符合题意。选项 D "具有与上网交易的品种相适应的药品配送系统"是向个人消费者提供互联网药品交易服务的企业应当具备的条件。因此，本题的正确答案为 ABC。

115.【试题答案】　ABCD

【试题解析】本题考查要点是"乙类非处方药的确定"。以下情况下不应作为乙类非处方药：①儿童用药（有儿童用法用量的均包括在内，维生素、矿物质类除外）；②化学药品含抗菌药物、激素等成分的；③中成药含毒性药材（包括大毒和有毒）和重金属的口服制剂、含大毒药材的外用制剂；④严重不良反应发生率达万分之一以上；⑤中成药组方中包括无国家或省级药品标准药材的（药食同源的除外）；⑥中西药复方制剂；⑦辅助用药。

116.【试题答案】　ABCD

【试题解析】本题考查要点是"违反《中华人民共和国广告法》的法律责任"。《中华人民共和国广告法》第九条第一款规定，广告不得使用或者变相使用中华人民共和国国旗、国徽、国歌，军旗、军歌、军徽。第五十七条规定，发布《中华人民共和国广告法》第九条规定的禁止情况的广告的，由市场监督管理部门责令停止发布广告，对广告主处二十万元以上一百万元以下的罚款，情节严重的，并可以吊销营业执照，由广告审查机关撤销广告审查批准文件、一年内不受理其广告审查申请；对广告经营者、广告发布者，由市场监督管理部门没收广告费用，处二十万元以上一百万元以下的罚款，情节严重的，并可以吊销营业执照、吊销广告发布登记证件。因此，本题的正确答案为ABCD。

117. 【试题答案】 ABD

【试题解析】本题考查要点是"非处方药专有标识的规定"。《非处方药专有标识管理规定（暂行）》第五条规定，非处方药专有标识图案分为红色和绿色，红色专有标识用于甲类非处方药药品，绿色专有标识用于乙类非处方药药品和用作指南性标志。所以，选项C的叙述是不正确的。因此，本题的正确答案为ABD。

118. 【试题答案】 BCD

【试题解析】本题考查要点是"《基本医疗卫生与健康促进法》"。基本医疗卫生服务包括基本公共卫生服务和基本医疗服务。基本公共卫生服务由国家免费提供。故答案A错。公民是自己健康的第一责任人，应树立和践行对自己健康负责的健康管理理念，主动学习健康知识，提高健康素养，加强健康管理。故答案B正确。国家建立健康教育制度，保障公民获得健康教育的权利，提高公民的健康素养。故答案C正确。医疗卫生与健康事业应当坚持以人民为中心，为人民健康服务，卫生健康工作理念从以治病为中心到以人民健康为中心的转变。故答案D正确。因此，本题的正确答案为BCD。

119. 【试题答案】 BC

【试题解析】本题考查要点是"生产、销售、使用假药的法律责任"。根据《药品管理法实施条例》第79条的规定，生产、销售假药，有下列行为之一的，从重处罚：①以麻醉药品、精神药品、医疗用毒性药品、放射性药品冒充其他药品，或者以其他药品冒充上述药品的；②生产、销售以孕产妇、婴幼儿及儿童为主要使用对象的假药的；③生产、销售的生物制品、血液制品属于假药的；④生产、销售假药，造成人员伤害后果的；⑤生产、销售假药，经处理后重犯的；⑥拒绝、逃避监督检查，或者伪造、销毁、隐匿有关证据材料的，或者擅自动用查封、扣押物品的。因此，本题的正确答案为BC。

120. 【试题答案】 ACD

【试题解析】本题考查要点是"国家基本药物目录的品种和数量调整的因素"。国家基本药物目录的品种和数量调整应当根据以下因素确定：①我国基本医疗卫生需求和基本医疗保障水平变化；②我国疾病谱变化；③药品不良反应监测评价；④国家基本药物应用情况监测和评估；⑤已上市药品循证医学、药物经济学评价；⑥国家基本药物工作委员会规定的其他情况。因此，本题的正确答案为ACD。

药事管理与法规

临考冲刺模拟试卷（二）

一、最佳选择题（每题1分，共40题，共40分）下列每小题的四个选项中，只有一项是最符合题意的正确答案，多选、错选或不选均不得分。

1. 国家药品监督管理局药品评价中心主要职责的说法不正确的是（　　）

    A. 组织制定修订药品不良反应、医疗器械不良事件、化妆品不良反应监测工作

    B. 指导地方相关监测与上市后安全性评价工作。组织开展相关监测与上市后安全性评价的方法研究、技术咨询和国际交流合作

    C. 组织制定修订药品不良反应、医疗器械不良事件监测与上市后安全性评价，以及药物滥用、化妆品不良反应监测的技术标准和规范

    D. 组织开展药品、医疗器械、化妆品抽验和质量分析工作

2. 某县药品经营企业对本县药品监督管理部门做出的行政处罚决定不服，欲申请行政复议。受理该行政复议申请的机关可以是（　　）

    A. 所在地省级人民政府　　　　　　B. 所在地市级药品监督管理部门

    C. 所在地市级人民政府　　　　　　D. 本县人民法院

3. 药品分类管理的原则和宗旨是（　　）

    A. 加强药品监督管理　　　　　　　B. 方便群众购药

    C. 彻底解决药品购销中的回扣现象　D. 保障人民用药安全有效、使用方便

4. 普通商业企业优先批准销售乙类非处方药的条件是（　　）

    A. 在药品零售企业分布合理的区域　B. 具有"药品经营企业许可证"

    C. 在城乡集贸市场　　　　　　　　D. 宾馆、机场等繁华场所

5. 销售处方药和甲类非处方药的零售药店必须配备（　　）

    A. 执业药师　　　　　　　　　　　B. 药师

    C. 主管药师　　　　　　　　　　　D. 执业药师或药师以上药学技术人员

6. 医疗机构制剂配制和质量管理的基本准则是（　　）

    A. 对制剂质量负全部责任

    B. 《医疗机构制剂配制质量管理规范》

    C. 定期对其制剂配制和质量管理进行全面检查

    D. 主动接受国家和省级药品监督管理部门对制剂质量的监督检查

7. 下列有关药品分类管理的说法正确的是（　　）

    A. 根据药品的给药途径不同，非处方药分为甲乙两类

    B. 处方药经审批可以在大众媒体上进行广告宣传

C. 非处方药说明书由省级药品监督管理部门批准

D. 每个销售基本单元包装必须附有标签和说明书

8. 药品经营企业发现其经营的药品存在较大安全隐患，应当采取的措施不包括（　　）

    A. 立即停止销售　　　　　　　　　　B. 采取紧急控制措施销毁有安全隐患的药品

    C. 通知药品生产企业或者供货商　　　D. 向药品监督管理部门报告

9. 下列药品安全风险管理措施主要由药品使用单位承担的是（　　）

    A. 药品再评价　　　　　　　　　　　B. 药品不良反应的调查

    C. 药物临床应用管理　　　　　　　　D. 药品召回

10. 依据《野生药材资源保护管理条例》规定，属于国家二级保护野生药材物种的中药材是（　　）

    A. 羚羊角　　　　　　　　　　　　　B. 豹骨

    C. 猪苓　　　　　　　　　　　　　　D. 麝香

11. 某药品零售企业陈列商品的做法，错误的是（　　）

    A. 外用药与其他药品分开摆放

    B. 药品按剂型、用途及储存要求分类陈列

    C. 毒性中药品种在专门的橱窗陈列

    D. 拆零药品集中存放于拆零专柜或专区

12. 承担相关产品严重不良反应、严重不良事件原因的实验研究工作的药品监督管理技术机构是（　　）

    A. 国家药品监督管理局药品评价中心

    B. 国家药品监督管理局药品审评中心

    C. 国家药典委员会

    D. 中国食品药品检定研究院

13. 申请人在申报临床试验时，报送虚假药品注册申报资料和样品的，对已批准进行临床试验的，药品监督管理部门不受理该申请人提出的该药物临床试验申请的时限是（　　）

    A. 3 个月　　　　　　　　　　　　　B. 12 个月

    C. 1 年　　　　　　　　　　　　　　D. 3 年

14. 采猎、收购二、三级保护野生药材物种的，采猎者需要进行采伐和狩猎，必须申请（　　）

    A. 采伐证　　　　　　　　　　　　　B. 狩猎证、采伐证

    C. 采药证、采伐证　　　　　　　　　D. 采药证、采伐证、狩猎证

15. 下列选项中，关于药品包装的内容，叙述不正确的是（　　）

    A. 标签或者说明书上必须注明药品的通用名称、成分、规格、生产企业

    B. 标签或者说明书上必须注明药品的批准文号、产品批号、生产日期

    C. 标签或者说明书上必须注明药品的有效期、适应证或者功能主治

    D. 标签或者说明书上可以不注明药品的不良反应和注意事项

16. 依法实行（　　）的药品，药品的生产企业、经营企业和医疗机构应当按照公

平、合理和诚实信用、质价相符的原则制定价格，为用药者提供价格合理的药品。

A. 政府定价和政府指导价　　　　B. 企业自定价

C. 地域调节价　　　　　　　　　D. 市场调节价

17. 根据《关于改革完善短缺药品供应保障机制的实施意见》，我国改革完善短缺药品供应保障机制的基本原则是（　　　）

A. 实时预警、分级应对、集中采购、零差率销售

B. 分级应对、分类管理、差异化经营、保障供应

C. 实时预警、委托生产、集中采购、统一配送

D. 分级应对、分类管理、会商联动、保障供应

18. 《中华人民共和国广告法》规定，广告中涉及专利产品或者专利方法的，应当标明（　　　）

A. 专利号和专利名称　　　　　　B. 专利名称和专利种类

C. 专利期限和专利名称　　　　　D. 专利号和专利种类

19. 用于甲类非处方药药品标识的颜色为（　　　）

A. 红色　　　　　　　　　　　　B. 黄色

C. 黑色和白色　　　　　　　　　D. 蓝色和白色

20. 违反《麻醉药品和精神药品管理条例》的规定，致使麻醉药品流入非法渠道造成危害，但尚不构成犯罪的（　　　）

A. 5 年内不得提出有关麻醉药品的申请

B. 处 5 万元以上 10 万元以下罚款

C. 处药品货值金额 2 倍以上 5 倍以下罚款

D. 处 2 万元以上 5 万元以下罚款

21. 根据《关于对医疗机构应用传统工艺配制中药制剂实施备案管理的公告》，不得实行备案管理的是（　　　）

A. 由中药饮片仅经油提取制成的丸剂

B. 由中药饮片经粉碎后制成的胶囊剂

C. 由中药饮片用传统方法提取制成的酒剂

D. 由中药饮片提取制成的中药配方颗粒

22. 基本医疗保险定点医药机构应加强合理用药管理，在选用基本医疗保险药品时，应提高的原则是（　　　）

A. 先注射制剂后口服制剂

B. 先选乙类目录后选甲类目录

C. 每一最小分类下的同类药品原则上不叠加使用

D. 先缓控释剂型后常释剂型

23. 我国药品生产企业应开展药品不良反应重点监测的品种不包括下列哪项（　　　）

A. 国家基本药物目录中的药品

B. 首次进口 5 年内的药品

C. 新药监测期内的药品

D. 省级以上药品监督管理部门要求的特定药品

24. 某医院配置的医疗机构制剂临床效果良好，很受患者欢迎。该医院制剂管理的做法正确的是（   ）

A. 通过提供互联网药品信息服务的网站发布该制剂信息

B. 在医院宣传栏中对该制剂进行广告宣传

C. 加强药品不良反应监测，并对该制剂质量负责

D. 将该制剂销售给其他需要的医疗机构

25. 根据《进口药材管理办法》，可以作为首次进口药材审批的申请人或者进口药材备案的单位是（   ）

A. 中国境内的疫苗上市许可持有人

B. 具有中药饮片经营范围的药品经营企业

C. 化学药品生产企业

D. 商品进出口贸易公司

26. 《药品不良反应报告和监测管理办法》规定，对新药监测期已满的国产药品，主要报告该药引起的（   ）

A. 所有可疑的不良反应　　　　　　B. 严重的不良反应

C. 药物相互作用引起的不良反应　　D. 严重的或新的不良反应

27. 药品调剂人员在调配存在"十八反""十九畏"的中药饮片处方时，应采取的措施是（   ）

A. 作为不合法处方，拒绝调配，并按照有关规定报告

B. 告知处方医师，并请其确认和签字后方可调剂

C. 经主管中药师以上专业技术人员复核签字后，方可调剂

D. 对患者进行用药指导，在患者充分知情，并请其签字确认后，方可调剂

28. 医疗机构制剂在使用过程中出现质量问题时，应及时进行处理的部门是（   ）

A. 制剂使用部门　　　　　　　　　B. 制剂质量管理组织

C. 医疗机构药学部门　　　　　　　D. 药品监督管理部门

29. 国家发生重大灾情、疫情突发事件时，国务院规定的部门可以（   ）

A. 紧急调用企业药品　　　　　　　B. 临时批准生产

C. 向企业购买药品储备　　　　　　D. 紧急进口药品

30. 医疗机构需要使用麻醉药品和第一类精神药品，应当（   ）

A. 取得《麻醉药品、第一类精神药品购用印鉴卡》，并凭卡向本省定点批发企业购买

B. 取得《麻醉药品、第一类精神药品购用卡》，并凭卡向本省定点批发企业购买

C. 取得《麻醉药品、第一类精神药品印鉴卡》，并凭卡向本省定点批发企业购买

D. 取得《特殊管理药品购用印鉴卡》，并凭卡向本省定点批发企业购买

31. 有关非处方药专有标识管理的说法，错误的是（   ）

A. 非处方药药品标签、使用说明书、内包装、外包装上必须印有非处方药专有标识

B. 使用非处方专有标识时，须按国家药品监督管理局公布的坐标比例和色标要求印刷

C. 红色专有标识用于乙类非处方药药品，绿色专有标识用于甲类非处方药药品

D. 未印有非处方药专有标识的非处方药药品一律不准出厂

32. 下列关于药品类易制毒化学品购销行为的说法，错误的是（　　）

A. 购买药品类易制毒化学品原料药必须取得《购用证明》

B. 麻醉药品区域性批发企业之间不得购销小包装麻黄素

C. 药品类易制毒化学品只能使用现金或实物进行交易

D. 销售药品类易制毒化学品应当逐一建立购买方档案

33. 关于处方权的说法，下列表述正确的是（　　）

A. 医师应当在注册的医疗机构签名留样或者专用印章备案后，方可开具处方

B. 执业医师在合法医疗机构均有相应的处方权

C. 经注册的执业助理医师在其执业的县级医院可取得相应的处方权

D. 执业医师经考核合格取得麻醉药品处方权后，可按照规定为自己开具麻醉药品处方

34. 关于麻醉药品和精神药品处方限量的说法，正确的是（　　）

A. 为门（急）诊一般患者开具氯胺酮注射剂，每张处方不得超过 7 日常用量

B. 为门（急）诊一般患者开具吗啡注射剂，每张处方不得超过 3 日常用量

C. 为住院患者开具丁丙诺啡注射剂，每张处方为 1 日常用量

D. 为门（急）诊癌症疼痛患者开具芬太尼透皮贴剂，每张处方不得超过 7 日常用量

35. 提供互联网药品信息服务的网站可以发布产品信息的药品包括（　　）

A. 麻醉药品　　　　　　　　　B. 毒性药品

C. 医疗机构制剂　　　　　　　D. 抗肿瘤药品

36. 下列说法不正确的是（　　）

A. 预防感染、治疗轻度或者局部感染应当首选非限制使用级抗菌药物

B. 严重感染、免疫能力低下合并感染或者病原菌不对限制使用级抗菌药物敏感时，可选用限制使用级抗菌药物

C. 因抢救生命垂危的患者等紧急情况，医师可以越级使用抗菌药物

D. 越级使用抗菌药物应当详细记录用药指证，并应当于 48 小时内补办越级使用抗菌药物的必要手续

37. 有下列情形哪项不是虚假广告（　　）

A. 商品或者服务不存在的

B. 使用虚构、伪造或者无法验证的科研成果、统计资料、调查结果、文摘、引用语等信息作证明材料的

C. 声称或暗示广告商品为保障健康所必需的

D. 商品的性能、功能、产地、用途、质量、规格等信息，以及与商品或者服务有关的允诺等信息与实际情况不符，对购买行为有实质性影响的

38. 关于职业化专业化药品检查员管理的说法，错误的是（　　）

A. 职业化专业化药品检查员是指经药品监督管理部门认定，依法对管理相对人从事药品研制、生产等场所、活动进行合规确认和风险研判的人员

B. 药品检查员要积极配合药品监管稽查办案，落实有因检查要求，为科学监管依法办案提供技术支持

C. 国家建立药品检查员分级分类管理制度，将检查员划分为初级检查员、中级检查员、高级检查员、专家级检查员和首席检查员五个层级

D. 不断提升药品检查员的能力素质，强化检查员业务培训，鼓励检查员提升能力水平，创新高素质检查员的培养模式

39. 《城镇职工基本医疗保险用药范围管理暂行办法》的制定依据是（   ）

A. 《处方药与非处方药分类管理办法》

B. 《中华人民共和国药品管理法》

C. 《国务院关于建立城镇职工基本医疗保险制度的决定》

D. 《药品流通监督管理办法》

40. 对经营者进行贿赂以谋取交易机会或者竞争优势的行为的处罚，不包含以下哪项（   ）

A. 监督检查部门没收违法所得　　　B. 对直接责任人员给予行政处分

C. 处十万元以上三百万元以下的罚款D. 吊销营业执照

二、配伍选择题（每题1分，共50题，共50分）题目分为若干组，每组题目对应同一组备选项，备选项可重复选用，也可不选用。每题只有1个备选项最符合题意。

A. 麻醉药品　　　　　　　　　　B. 首次在中国销售的药品

C. 对国内供应不足的药品　　　　D. 生化药品

41. 《中华人民共和国药品管理法》规定，检验不合格的，不得销售或者进口的是（   ）

42. 《中华人民共和国药品管理法》规定，国务院有权限制或禁止出口的是（   ）

43. 《中华人民共和国药品管理法》规定，管理办法由国务院制定的是（   ）

A. 药品保管制度　　　　　　　　B. 进货检查验收制度

C. "药品生产许可证"　　　　　　D. "药品经营许可证"

44. 医疗机构必须制定和执行（   ）

45. 医疗机构购进药品，必须建立并执行（   ）

46. 药品生产企业生产药品时，无（   ）的，不得生产药品。

A. 向所在省级工商管理部门办理备案

B. 向所在省级工商管理部部门申请并取得药品广告批准文号

C. 向所在省级药品监督管理部门申请并取得药品广告批准文号

D. 向所在省级药品监督管理部门办理备案

47. 发布进口药品广告的审查程序是( )

48. 发布非处方药广告的程序是( )

49. 异地发布药品广告在发布地的程序要求是( )

    A. 依法给予处分，没收违法所得；构成犯罪的，依法追究刑事责任

    B. 给予警告，责令限期改正；逾期不改正的，撤销进口药品注册证书

    C. 10 年内不得从事药品生产、经营活动

    D. 没收全部收入，并处违法收入 50% 以上 3 倍以下的罚款；构成犯罪的，依法追究刑事责任

50. 药品的生产企业、经营企业的负责人、采购人员等有关人员在药品购销中收受其他生产企业、经营企业或者其代理人给予的财物或者其他利益的（ ）

51. 从事生产、销售假药及生产、销售劣药情节严重的企业或者其他单位，其直接负责的主管人员和其他直接责任人员（ ）

52. 进口已获得药品进口注册证书的药品，未按照本法规定向允许药品进口的口岸所在地的药品监督管理部门登记备案的（ ）

53. 知道或者应当知道属于假劣药品而为其提供运输、保管、仓储等便利条件的（ ）

    A. 行政处分   B. 民事责任

    C. 刑事责任   D. 行政处罚

54. "情节严重的，取消其药物临床试验机构的资格"，其中的"取消其药物临床试验机构资格"属于( )

55. "对受试对象造成损害的，药物临床试验机构依法承担治疗和赔偿责任"属于( )

    A. 麻醉药品   B. 精神药品

    C. 医疗用毒性药品   D. 药品类易制毒化学品

56. 伪麻黄素属于( )

57. A 型肉毒毒素及其制剂属于( )

    A. 省级药品监督管理部门   B. 国家药品监督管理局

    C. 省级药品检验机构   D. 国家药品检验机构

58. ( ) 对新药注册的申报资料进行形式审查，符合要求的，出具药品注册申请受理通知书。

59. ( ) 组织对新药研制情况及原始资料进行现场核查，对申报资料进行初步审查，提出审查意见。

60. ( ) 应当在规定的时限内将新药注册审查意见、核查报告以及申报资料送交国家食品药品监督管理总局药品审评中心，并通知申请人。

A. 【注意事项】　　　　　　　　　B. 【成分】
C. 【禁忌】　　　　　　　　　　　D. 【不良反应】

61. 欲查询是否有药物滥用或者药物依赖性内容，可查询的说明书项目是(　　)
62. 欲查询注射剂的辅料组成，可查询的说明书项目是(　　)
63. 列出药品不能应用的人群的说明书项目是(　　)

A. 3 日用量　　　　　　　　　　B. 15 日用量
C. 一次常用量　　　　　　　　　D. 7 日常用量

64. 为急诊患者开具处方，一般每张处方剂量为(　　)
65. 为门（急）诊癌症疼痛患者开具麻醉药品控缓释制剂，每张处方限量为(　　)
66. 为住院患者开具二氢埃托啡，每张处方限量为(　　)

A. 注册检验　　　　　　　　　　B. 指定检验
C. 抽查检验　　　　　　　　　　D. 复验

67. 药品上市销售前需经指定的药品检验机构进行的检验属于 (　　)
68. 国家对新药审批时进行的检验属于 (　　)
69. 结果由药品监督管理部门以药品质量公告形式发布的检验属于 (　　)

A. 国家食品药品监督管理总局　　B. 各级卫生行政部门
C. 地方各级药品监督管理部门　　D. 国家

70. (　　) 主管本行政区域内的药品不良反应报告和监测工作。
71. (　　) 主管全国药品不良反应报告和监测工作。
72. (　　) 负责本行政区域内医疗机构与实施药品不良反应报告制度有关的管理工作。
73. (　　) 鼓励公民、法人和其他组织报告药品不良反应。

A. 《药品生产质量管理规范》　　B. 《药品经营质量管理规范》
C. 《中药材生产质量管理规范》　D. 《药物临床试验质量管理规范》

74. 药品经营企业应当执行 (　　)
75. 中药饮片生产企业应当执行 (　　)

A. 应当付炮制品
B. 凭盖有医生所在的医疗单位公章的正式处方
C. 必须经 2 人以上复核无误
D. 必须经 3 人以上复核无误

76. 对处方未注明"生用"的毒性中药 (　　)
77. 国营药店供应和调配毒性药品 (　　)
78. 毒性药品生产每次配料 (　　)

A. 穿山甲   B. 三七

C. 梅花鹿（鹿茸）   D. 龙胆

79. 属于分布区域缩小，资源处于衰竭状态的二级保护野生药材是（　　）

80. 属于资源严重减少的三级保护野生药材是（　　）

A. 处方药   B. 非处方药

C. 放射性药品   D. 中药材

根据《药品广告审查发布标准》

81. 不得发布广告的药品为（　　）

82. 以（　　）商品名称为各种活动冠名的，可以只发布药品商品名称。

83. 印有"本广告仅供医学药学专业人士阅读"广告忠告语的药品为（　　）

A. 整改

B. 停产、停业整顿，并处 5 千元以上 2 万元以下的罚款

C. 吊销"药品经营许可证"

D. 注销"药品经营许可证"和药物临床试验机构的资格

84. 对未执行《药品经营质量管理规范》的经营企业，逾期不改正的，原发证机关责令（　　）

85. 对未执行《药品经营质量管理规范》的经营企业，情节严重的，原发证机关应（　　）

A. 乙类非处方药   B. 甲类非处方药

C. "双跨"药品   D. 处方药

86. 无须处方即可购买和使用，且药品标签印有绿色专有标识的药品是（　　）

87. 不得在大众媒介发布广告的是（　　）

A. 京械注准××××××××××   B. 国械注准××××××××××

C. 国械注许××××××××××   D. 国械备×××××××××

88. 从证书号格式判断，属于从香港、澳门、台湾地区进口的第三类医疗器械的是（　　）

89. 从证书号格式判断，属于进口第一类医疗器械的是（　　）

90. 从证书号格式判断，属于境内第二类医疗器械的是（　　）

三、综合分析选择题（每题 1 分，共 20 题，共 20 分）题目分为若干组，每组题目基于同一个临床情景病例、实例或案例的背景信息逐题展开。每题的备选项中，只有 1 个最符合题意。

2020 年 1 月 31 日，药品零售企业甲从药品批发企业乙购进药品上市许可持有人丙生产的中药注射剂 Z。在验收入库时，核对验明票、货、账三者一致后入库、销售。中药注射制

剂 Z 说明书标注"有效期 24 个月",标签标注"生产日期为 2019 年 7 月 1 日,有效期至 2021 年 6 月"。2020 年 6 月,甲所在地突降暴雨,中药注射剂 Z 被雨水浸泡,导致药品标签剥落或字迹模糊。2020 年 7 月,甲将该批药品中的三盒销售给某患者,销售总价为 200 元。该患者用药后病情加重。

91. 关于甲采购 Z 的行为,符合规定的是（　　　）

    A. Z 说明书中标注的有效期格式"有效期至 2021 年 6 月"有误,应该退回

    B. 采购时仅向配送药品的乙索要、核对验证发票即可

    C. 作为药品零售企业,甲不能购进中药注射剂

    D. 购进票据保存期不得少于 5 年,至少保存至 2025 年 2 月 1 日

92. 该患者可以向甲请求赔偿损失,此外还可以请求支付赔偿金。关于赔偿金额的说法正确的是（　　　）

    A. 赔偿金不得少于 200 元　　　　　　　B. 赔偿金不得少于 600 元

    C. 赔偿金不得少于 800 元　　　　　　　D. 赔偿金不得少于 1000 元

A 县药品稽查人员在该县的一个村卫生室进行监督检查,现场查获标示为 B 省的大众生物科技有限公司生产的金银花百合片和乌梢蛇桔梗胶囊等 8 种产品,共计 6000 盒。这些产品在标签上或说明书中标注了适应证或功能主治,明示了治疗功效和用法用量,但未标示药品批准文号。A 县公安局经立案侦查发现,B 省的大众生物科技有限公司是两年前开办的新企业,没有药品生产许可证和药品经营许可证,法定代表人是刘某。刘某组织人员在居民楼生产假药,经过网络和快递物流进行销售,并通过银行卡收取货款。同时,刘某雇了王某、黄某和周某分别将上述产品提供给 A 县几个村卫生室,供就诊患者使用。村卫生室医师张某在近半年内分批分次销售给患者。

93. 根据背景材料,关于 B 省大众生物科技有限公司涉嫌产品和行为的定性,正确的是（　　　）

    A. 涉嫌无证生产经营,涉事产品为劣药

    B. 涉嫌伪造变造许可证,涉事产品为假药

    C. 涉嫌无证经营,涉事产品为劣药

    D. 涉嫌无证生产经营,涉事产品为假药

94. 关于涉案的村医张某应当承担法律责任的说法,正确的是（　　　）

    A. 张某应当被追究刑事责任

    B. 如果没有对患者造成人体伤害,张某无需承担法律责任

    C. 张某应当被处罚款,没收违法所得

    D. 张某除被处罚款,没收违法所得之外,还应当处以行政拘留

95. 根据《中华人民共和国药品管理法》,对刘某除追究法律责任之外,还应给予从业资格限制。从业资格限制要求是（　　　）

    A. 10 年内不得从事食品药品生产、经营活动

    B. 5 年内不得从事原企业与药品有关的生产、经营活动

    C. 10 年内不得从事药品生产、经营活动

D. 5 年内不得担任药品生产、经营企业的负责人

甲为 A 省药品生产企业，持有小柴胡冲剂等药品批准文号。乙为 B 省药品批发企业，负责甲生产的所有药品在 B 省的经营业务。丙为 C 省广告公司，业务范围包括广告设计与平面媒体、视频媒体的广告投放。为增加 B 省市场销量，甲拟在 B 省电视、报刊上发布广告。丙为甲设计小柴胡冲剂广告时邀请 D 省某中医院内科主任医师丁在视频中介绍说明书中标识的功能主治、禁忌证和不良反应等内容。

96. 丙将小柴胡冲剂广告设计完成后，甲拟提出药品广告发布申请，负责受理该申请并发给药品广告批准文号的是（　　）

   A. B 省药品监督管理部门　　　　　B. A 省药品监督管理部门
   C. C 省药品监督管理部门　　　　　D. D 省药品监督管理部门

97. 上述信息中的小柴胡广告内容，不符合药品广告管理要求的是（　　）

   A. 宣传功能主治　　　　　　　　　B. 说明禁忌证
   C. 利用丁医师名义和形象作证明　　D. 含有药品不良反应信息

98. 甲取得药品广告批准文号后，拟将广告发布范围扩大至 C 省，其正确的做法是（　　）

   A. 向 C 省药品监督管理部门承诺符合条件并提交材料，当场备案后，即可发布

   B. 向 C 省药品监督管理部门提出申请，获得批准后，即可发布

   C. 向 C 省新闻宣传部门办理备案，待其与药品广告批准文号核发机构确认后，即可发布

   D. 向 C 省药品监督管理部门办理备案，待其与药品广告批准文号核发机构确认后，即可发布

某顾客持医院处方到药品零售企业购买处方药。药品零售企业工作人员对处方进行审核发现，处方所开药品已经售完，处方未注明用法用量。药品零售企业有同类药品，药品适应证与治疗目标相符，价格相对便宜。

99. 根据《处方管理办法》，关于该药品零售企业能否直接替换同类药品的说法，正确的是（　　）

   A. 为顾客着想，可以在得到顾客同意的前提下调整处方内容并调配药品

   B. 如该工作人员系执业药师，则可根据自己专业能力判断，属于可直接调配的情形

   C. 在做好记录并开展处方点评的前提下可调配处方

   D. 相应情形非经医师修改和签字不得调配

100. 根据《处方管理办法》，对背景材料中处方未注明用法用量的情形，定性正确的是（　　）

   A. 属于用药不适宜处方　　　　　　B. 属于超常处方
   C. 属于合格处方　　　　　　　　　D. 属于不规范处方

某市某药品监督管理部门在日常监督检查中，发现了乙药店有违法经营行为，遂对乙药店作出了警告、限期整改，并处 2 万元罚款的处置。

101. 乙药店认为某市药品监督管理部门作出的行政处分侵犯其合法权益，可以自知道该具体行政行为之日起（　　）内提出行政复议申请。
　　　A. 30 日　　　　　　　　　　　　　　B. 60 日
　　　C. 3 个月　　　　　　　　　　　　　D. 6 个月

102. 行政复议机关收到行政复议申请后，应在（　　）内进行审查。
　　　A. 5 日　　　　　　　　　　　　　　B. 10 日
　　　C. 15 日　　　　　　　　　　　　　D. 20 日

103. 乙药店对行政复议机关作出的行政复议行为不服的，直接向人民法院提出行政诉讼的时效为在知道作出具体行政行为之日起（　　）内。
　　　A. 1 个月　　　　　　　　　　　　　B. 2 个月
　　　C. 3 个月　　　　　　　　　　　　　D. 6 个月

　　经过招标后，A 省 B 医院从 C 医药公司采购 D 药品生产企业生产的某注射液。在临床应用过程中，注射液发生了死亡病例。

104. 应由（　　）制定召回计划并组织实施。
　　　A. A 省药品监督管理部门　　　　　　B. B 医院
　　　C. C 医药公司　　　　　　　　　　　D. D 药品生产企业

105. 对该注射液需要实施（　　）
　　　A. 一级召回　　　　　　　　　　　　B. 二级召回
　　　C. 三级召回　　　　　　　　　　　　D. 四级召回

106. 作出召回决定后，向所在地省级药品监督管理部门报告的时限为（　　）
　　　A. 12 小时　　　　　　　　　　　　　B. 24 小时
　　　C. 36 小时　　　　　　　　　　　　　D. 48 小时

107. 启动药品召回后，应当将调查评估报告和召回计划提交给所在地省级药品监督管理部门备案的时限（　　）
　　　A. 1 日内　　　　　　　　　　　　　B. 2 日内
　　　C. 3 日内　　　　　　　　　　　　　D. 5 日内

108. 在实施召回的过程中，向所在地省级药品监督管理部门报告药品召回进展情况的频率为（　　）
　　　A. 每日　　　　　　　　　　　　　　B. 每 2 日
　　　C. 每 3 日　　　　　　　　　　　　　D. 每 7 日

　　药品监督管理部门在对甲药品经营企业监督检查中发现，该企业"药品经营许可证"核定的经营方式为零售（连锁），经营范围为中药饮片、中成药、化学药制剂、抗生物制剂。"药品经营许可证"发证时间为 2014 年 10 月 8 日。检察人员现场检查时还发现，在货架上摆放有生物制品人血白蛋白。

109. 对甲企业在"药品经营许可证"有效期届满后，需要继续经营的，企业申请换发"药品经营许可证"的期限是（　　）

　　A. 2019 年 4 月 7 日至 2019 年 10 月 7 日

　　B. 2019 年 7 月 8 日至 2019 年 10 月 8 日

　　C. 2019 年 10 月 7 日至 2020 年 4 月 7 日

　　D. 2019 年 10 月 8 日至 2020 年 1 月 8 日

110. 对货架上摆放人血白蛋白行为的说法，正确的是（　　）

　　A. 人血白蛋白属于西药制剂，未超出该企业许可经营范围

　　B. 人血白蛋白尚未售出，不应按超经营范围处罚

　　C. 违规销售生物制品，属于超许可证经营范围的行为

　　D. 不明原因的陈列生物制品，不属于违反药品经营质量管理规范的行为

　　四、多项选择题（每题 1 分，共 10 题，共 10 分）下列每小题的备选答案中，有两个或两个以上符合题意的正确答案，多选、少选、错选、不选均不得分。

111. 关于药品零售企业陈列与储存药品管理要求的说法，正确的有（　　）

　　A. 将处方药与非处方药集中摆放，都不得采用开架自选的方式陈列和销售

　　B. 第二类精神药品应当单独陈列，毒性中药品种和罂粟壳不得陈列

　　C. 拆零销售的药品应当集中存放于拆零柜或专区

　　D. 不同批号的中药饮片装斗前，应当清斗并记录

112. 药品标准的制定原则包括（　　）

　　A. 坚持质量第一，体现"安全有效、技术先进、经济合理"的原则

　　B. 根据"准确、灵敏、简便、快速"的原则选择检验方法

　　C. 质量标准中各种限度的规定应密切结合实践，要保证药品在生产、储运、销售和使用过程中的质量

　　D. 充分考虑生产、流通、使用各环节对药品质量的影响因素，有针对性地制定检测项目，切实加强对药品内在质量的控制

113. 根据《国家基本药物目录管理办法》，应当从国家基本药物目录中调出的品种有(　　)

　　A. 发生药品不良反应的

　　B. 根据药物经济学评价，可被风险效益比或成本效益比更优的品种所替代的

　　C. 国家药品监督管理部门撤销其药品批准证明文件的

　　D. 相应的国家药品标准被修改的

114. 国家基本药物工作委员会的职能包括（　　）

　　A. 协调解决制定和实施国家基本药物制度过程中各个环节的相关政策问题

　　B. 确定国家基本药物制度框架

　　C. 确定国家基本药物目录遴选和调整的原则、范围、程序和工作方案

　　D. 负责药品的集中采购

115. 疫苗接种单位应当具备的条件有 （   ）

    A. 具有医疗机构执业许可证件

    B. 具有经过县级人民政府卫生主管部门组织的预防接种专业培训并考核合格的执业医师、执业助理医师、护士或者乡村医生

    C. 具有符合疫苗储存、运输管理规范的冷藏设施、设备和冷藏保管制度

    D. 承担预防接种工作的城镇医疗卫生机构，应当设立预防接种门诊

116. 对消费者提出的修理、重做、更换、退货、补足商品数量、退还货款和服务费用或者赔偿损失的要求，故意拖延或者无理拒绝的处罚有 （   ）

    A. 法律、法规未作规定的，由工商行政管理部门或者其他有关行政部门责令改正

    B. 根据情节单处或者并处警告、没收违法所得、处以违法所得 1 倍以上 10 倍以下的罚款

    C. 没有违法所得的，处以 50 万元以下的罚款

    D. 情节严重的，责令停业整顿、吊销营业执照

117. 根据《药品管理法》等法律法规的要求，下列关于个人自用少量药品的进出境管理的说法，错误的有 （   ）

    A. 未经批准进口少量境外已合法上市销售的药品，可以免于处罚

    B. 在个人药品进出境过程中，应当携带三级以上医疗机构出具的医疗诊断证明和有效医师处方原件，以证明其确因身体需要携带治疗药品，同时也便于确定所携带药品的合理数量

    C. 进出境人员随身携带的个人自用的少量药品，应当以自用、合理数量为限并接受口岸药品监督管理部门监管

    D. 进出境人员不得携带任何药品类易制毒化学品药品制剂

118. 申请《麻醉药品、第一类精神药品购用印鉴卡管理规定》的医疗机构应当符合的条件包括 （   ）

    A. 有经过培训的、专职从事麻醉药品和第一类精神药品管理的药学专业技术人员

    B. 有经过培训的、非专职从事麻醉药品和第一类精神药品管理的药学专业技术人员

    C. 有与使用麻醉药品和第一类精神药品相关的诊疗科目

    D. 有获得麻醉药品和第一类精神药品处方资格的执业医师

119. 药品生产企业有下列 （   ） 情形之一的，按照《药品注册管理办法》的规定对相应药品不予再注册。

    A. 未建立和保存药品不良反应监测档案的

    B. 未按照要求提交定期安全性更新报告的

    C. 未按照要求开展重点监测的

    D. 未按照规定建立药品不良反应报告和监测管理制度的

120. 在国家《药品目录》中的药品，从基本医疗保险用药范围或国家和地方的《药品目录》中删除的情形有 （   ）

    A. 药品监管局撤销批准文号的

B. 药品监管局吊销"进口药品注册证"的

C. 药品监管局禁止生产、销售和使用的

D. 经主管部门查实，在生产、销售过程中有违法行为的

模拟试卷（二）参考答案及解析

一、最佳选择题

1. 【试题答案】 D

【试题解析】本题考查要点是"国家药品监督管理局药品评价中心（国家药品不良反应监测中心）的主要职责"。国家药品监督管理局药品评价中心（国家药品不良反应监测中心）的主要职责为：①组织制定修订药品不良反应、医疗器械不良事件监测、化妆品不良反应监测与上市后安全性评价及药物滥用监测的技术标准和规范。②组织开展药品不良反应、医疗器械不良事件、化妆品不良反应、药物滥用监测工作。③开展药品、医疗器械、化妆品的上市后安全性评价工作。④指导地方相关监测与上市后安全性评价工作。组织开展相关监测与上市后安全性评价的方法研究、技术咨询和国际（地区）交流合作。⑤参与拟订、调整国家基本药物目录。⑥参与拟订、调整非处方药目录。

2. 【试题答案】 B

【试题解析】本题考查要点是"行政复议管辖"。申请人对经国务院批准实行省以下垂直领导的部门做出的具体行政行为不服的，可以选择向该部门的本级人民政府或者上一级主管部门申请行政复议，但是省、自治区、直辖市另有规定的，依照省、自治区、直辖市的规定办理。因此，本题的正确答案为B。

3. 【试题答案】 D

【试题解析】本题考查要点是"药品分类管理的原则和宗旨"。《处方药与非处方药分类管理办法（试行）》第一条规定，为保障人民用药安全有效、使用方便，根据《中共中央、国务院关于卫生改革与发展的决定》，制定处方药与非处方药分类管理办法。因此，本题的正确答案为D。

4. 【试题答案】 B

【试题解析】本题考查要点是"普通商业企业零售"。《处方药与非处方药流通管理暂行规定》第十九条规定，在药品零售网点数量不足、布局不合理的地区，普通商业企业可以销售乙类非处方药，但必须经过当地地市级以上药品监督管理部门审查、批准、登记，符合条件的颁发乙类非处方药准销标志。具体实施办法由省级药品监督管理部门制定。根据便民利民的原则，销售乙类非处方药的普通商业企业也应合理布局。鼓励并优先批准具有"药品经营企业许可证"的零售药店与普通商业企业合作在普通商业企业销售乙类非处方药。因此，本题的正确答案为B。

5. 【试题答案】 D

【试题解析】本题考查要点是"销售处方药和甲类非处方药的零售药店的管理"。《处方药与非处方药流通管理暂行规定》第九条规定，销售处方药和甲类非处方药的零售药店必

须配备驻店执业药师或药师以上药学技术人员。因此，本题的正确答案为 D。

6. 【试题答案】　B

【试题解析】本题考查要点是"医疗机构制剂配制和质量管理的基本准则"。《医疗机构制剂配制质量管理规范》第五条规定，本规范是医疗机构制剂配制和质量管理的基本准则，适用于制剂配制的全过程。所以，医疗机构制剂配制和质量管理的基本准则是《医疗机构制剂配制质量管理规范》。因此，本题的正确答案为 B。

7. 【试题答案】　D

【试题解析】本题考查要点是"药品分类管理"。非处方药根据药品的安全性分为甲、乙两类，故 A 错误。处方药只准在专业性医药报刊进行广告宣传，故 B 错误。非处方药的标签和说明书必须经国家药品监督管理部门批准，用语要科学、易懂，便于消费者自行判断、选择和使用。故 C 错误。非处方药每个销售基本单元包装必须附有标签和说明书，故 D 正确。因此，本题的正确答案为 D。

8. 【试题答案】　B

【试题解析】本题考查要点是"销售与使用单位的职责"。药品经营企业、使用单位发现其经营、使用的药品存在安全隐患的，应当立即停止销售或者使用该药品，通知药品生产企业或者供货商，并向药品监督管理部门报告，但不得私自销毁安全隐患药品。因此，本题的正确答案为 B。

9. 【试题答案】　C

【试题解析】本题考查要点是"药品安全风险管理的主要措施"。使用单位应当承担药品使用过程中的风险管理责任。药品的使用是药品安全风险管理中最重要的一个环节，使用单位在临床用药过程中应当做好药品安全性事件信息的识别、报告、分析、评价工作，并积极配合有关部门的药品安全风险干预措施，包括药品不良反应（ADR）监测以及药品召回等，保障用药安全。因此，本题的正确答案为 C。

10. 【试题答案】　D

【试题解析】本题考查要点是"国家重点保护野生药材物种的药材名称"。国家重点二级保护药材有鹿茸（马鹿）、麝香（3 个品种）、熊胆（2 个品种）、穿山甲、蟾酥（2 个品种）、哈蟆油、金钱白花蛇、乌梢蛇、蕲蛇、蛤蚧、甘草（3 个品种）、黄连（3 个品种）、人参、杜仲、厚朴（2 个品种）、黄柏（2 个品种）、血竭。选项 A "羚羊角"和选项 B "豹骨"属于国家一级保护野生品种，选项 C "猪苓"属于国家三级保护野生品种。只有选项 D "麝香"属于国家二级保护野生药材物种的中药材。因此，本题的正确答案为 D。

11. 【试题答案】　C

【试题解析】本题考查要点是"药品零售企业药品的陈列要求"。药品零售企业药品的陈列应当符合以下要求：按剂型、用途及储存要求分类陈列，并设置醒目标志，类别标签字迹清晰、放置准确；药品放置于货架（柜），摆放整齐有序，避免阳光直射；处方药、非处方药分区陈列，并有处方药、非处方药专用标识；处方药不得采用开架自选的方式陈列和销售；外用药与其他药品分开摆放；拆零销售的药品集中存放于拆零专柜或者专区；第二类精神药品、毒性中药品种和罂粟壳不得陈列；冷藏药品放置在冷藏设备中，按规定对温度进行监测和记录，并保证存放温度符合要求；中药饮片柜斗谱的书写应当正名正字；装斗前应当复核，防止错斗、串斗；应当定期清斗，防止饮片生虫、发霉、变质；不同批号的饮片装斗前应当清斗并记录；经营非药品应当设置专区，与药品区域明显隔离，并有醒目标志。因此，本题的正确答案为C。

12.【试题答案】 D

【试题解析】本题考查要点是"中国食品药品检定研究院的主要职责"。中国食品药品检定研究院承担药品、医疗器械、化妆品质量标准、技术规范、技术要求、检验检测方法的制修订及技术复核工作。组织开展检验检测新技术、新方法、新标准研究。承担相关产品严重不良反应、严重不良事件原因的实验研究工作。因此，本题的正确答案D。

13.【试题答案】 D

【试题解析】本题考查要点是"申请人在申报临床试验时，报送虚假药品注册申报资料和样品的处理"。《药品注册管理办法》第一百六十六条规定，申请人在申报临床试验时，报送虚假药品注册申报资料和样品的，药品监督管理部门不予受理或者对该申报药品的临床试验不予批准，对申请人给予警告，1年内不受理该申请人提出的该药物临床试验申请；已批准进行临床试验的，撤销批准该药物临床试验的批件，并处1万元以上3万元以下罚款，3年内不受理该申请人提出的该药物临床试验申请。因此，本题的正确答案为D。

14.【试题答案】 D

【试题解析】本题考查要点是"对二、三级保护野生药材物种的管理"。采猎、收购二、三级保护野生药材物种必须按照批准的计划执行。采猎者必须持有采药证，需要进行采伐或狩猎的，必须申请采伐证或狩猎证。不得在禁止采猎区、禁止采猎期采猎二、三级保护野生药材物种，并不得使用禁用工具进行采猎。因此，本题的正确答案为D。

15.【试题答案】 D

【试题解析】本题考查要点是"药品包装的内容"。《中华人民共和国药品管理法》第五十四条规定，药品包装必须按照规定印有或者贴有标签并附有说明书。标签或者说明书上必须注明药品的通用名称、成分、规格、生产企业、批准文号、产品批号、生产日期、有效期、适应证或者功能主治、用法、用量、禁忌、不良反应和注意事项。所以，选项D的叙述是不正确的。因此，本题的正确答案为D。

16.【试题答案】 D

【试题解析】本题考查要点是"药品价格的管理"。《中华人民共和国药品管理法》第五十五条规定，依法实行市场调节价的药品，药品的生产企业、经营企业和医疗机构应当按照公平、合理和诚实信用、质价相符的原则制定价格，为用药者提供价格合理的药品。因此，本题的正确答案为D。

17.【试题答案】 D

【试题解析】本题考查要点是"药品生产政策与改革措施"。我国改革完善短缺药品供应保障机制的基本原则是"分级应对、分类管理、会商联动、保障供应"。因此，本题的正确答案为 D。

18. 【试题答案】 D

【试题解析】本题考查要点是"药品广告的其他要求"。《中华人民共和国广告法》第十二条规定，广告中涉及专利产品或者专利方法的，应当标明专利号和专利种类。未取得专利权的，不得在广告中谎称取得专利权。禁止使用未授予专利权的专利申请和已经终止、撤销、无效的专利作广告。因此，本题的正确答案为 D。

19. 【试题答案】 A

【试题解析】本题考查要点是"非处方药专有标识图案的颜色"。《非处方药专有标识管理规定（暂行）》第五条规定，非处方药专有标识图案分为红色和绿色，红色专有标识用于甲类非处方药药品，绿色专有标识用于乙类非处方药药品和用作指南性标志。因此，本题的正确答案为 A。

20. 【试题答案】 B

【试题解析】本题考查要点是"致使麻醉药品和精神药品流入非法渠道造成危害的处罚"。《麻醉药品和精神药品管理条例》第八十二条规定，违反本条例的规定，致使麻醉药品和精神药品流入非法渠道造成危害，构成犯罪的，依法追究刑事责任；尚不构成犯罪的，由县级以上公安机关处 5 万元以上 10 万元以下的罚款；有违法所得的，没收违法所得；情节严重的，处违法所得 2 倍以上 5 倍以下的罚款；由原发证部门吊销其药品生产、经营和使用许可证明文件。因此，本题的正确答案为 B。

21. 【试题答案】 D

【试题解析】本题考查要点是"医疗机构中药制剂管理"。医疗机构所备案的传统中药制剂应与其"医疗机构执业许可证"所载明的诊疗范围一致。属于下列情形之一的，不得备案：①《医疗机构制剂注册管理办法（试行）》中规定的不得作为医疗机构制剂申报的情形；②与市场上已有供应品种相同处方的不同剂型品种；③中药配方颗粒；④其他不符合国家有关规定的制剂。因此，本题的正确答案为 D。

22. 【试题答案】 C

【试题解析】本题考查要点是"基本医疗保险用药政策"。医师开具西药处方须符合西医疾病诊治原则，开具中成药处方须遵循中医辨证施治原则和理法方药，对于每一最小分类下的同类药品原则上不宜叠加使用。因此，本题的正确答案为 C。

23. 【试题答案】 A

【试题解析】本题考查要点是"药品重点监测的范围和要求"。①对本企业生产的其他药品，药品生产企业应当根据安全性情况主动开展重点监测。②对新药监测期内的药品和首次进口 5 年内的药品，药品生产企业应当开展重点监测，并按要求对监测数据进行汇总、分析、评价和报告。故 B、C 应当主动开展重点监测。③省级以上药品监督管理部门根据药品临床使用和不良反应监测情况可以要求药品生产企业对特定药品进行重点监测，故 D 应当开展主动监测。因此，本题的正确答案为 A。

24. 【试题答案】　　C

【试题解析】本题考查要点是"医疗机构制剂的特征"。医疗机构制剂以医院自用为主。医疗机构制剂凭执业医师或者执业助理医师的处方在本单位内部使用，并与"医疗机构执业许可证"所载明的诊疗范围一致。不得在市场上销售或者变相销售，不得发布医疗机构制剂广告。特殊情况下，经国务院或省级药品监督管理部门批准，可在指定的医疗机构之间调剂使用。医疗机构制剂需按要求进行质量检验，质量检验一般由医疗机构的药检室负责，检验合格后，凭医师处方使用。因此，本题的正确答案为C。

25. 【试题答案】　　B

【试题解析】本题考查要点是"首次进口药材的管理部门与要求"。药材进口单位是指办理首次进口药材审批的申请人或者办理进口药材备案的单位，应当是中国境内的中成药上市许可持有人、中药生产企业，以及具有中药材或者中药饮片经营范围的药品经营企业。因此，本题的正确答案为B。

26. 【试题答案】　　D

【试题解析】本题考查要点是"新药不良反应的报告范围"。《药品不良反应报告和监测管理办法》第二十条规定，新药监测期内的国产药品应当报告该药品的所有不良反应；其他国产药品，报告新的和严重的不良反应。进口药品自首次获准进口之日起5年内，报告该进口药品的所有不良反应；满5年的，报告新的和严重的不良反应。因此，本题的正确答案为D。

27. 【试题答案】　　B

【试题解析】本题考查要点是"中药饮片管理"。医院中药饮片调剂时，对存在"十八反"、"十九畏"、妊娠禁忌、超过常用剂量等可能引起用药安全问题的处方，应当由处方医生确认（"双签字"）或重新开具处方后方可调配。因此，本题的正确答案为B。

28. 【试题答案】　　B

【试题解析】本题考查要点是"医疗机构配制制剂的质量管理"。根据医疗机构配制制剂的质量管理，制剂在使用过程中出现质量问题时，制剂质量管理组织应及时进行处理，出现质量问题的制剂应立即收回，并填写收回记录。因此，本题的正确答案为B。

29. 【试题答案】　　A

【试题解析】本题考查要点是"国内发生重大灾情、疫情及其他突发事件时的药品管理"。《中华人民共和国药品管理法》第四十三条规定，国家实行药品储备制度。国内发生重大灾情、疫情及其他突发事件时，国务院规定的部门可以紧急调用企业药品。因此，本题的正确答案为A。

30. 【试题答案】　　A

【试题解析】本题考查要点是"麻醉药品和第一类精神药品的购买程序"。《麻醉药品、第一类精神药品购用印鉴卡管理规定》第二条规定，医疗机构需要使用麻醉药品和第一类精神药品，应当取得《麻醉药品、第一类精神药品购用印鉴卡》，并凭《印鉴卡》向本省、自治区、直辖市范围内的定点批发企业购买麻醉药品和第一类精神药品。因此，本题的正确答案为A。

31. 【试题答案】 C

【试题解析】本题考查要点是"非处方药专有标识管理"。①非处方药专有标识是用于已列入《国家非处方药目录》，并通过药品监督管理部门审核登记的非处方药药品标签、使用说明书、内包装、外包装、经营非处方药药品的企业指南性标志。故 A 正确。②使用非处方药专有标识时，必须按照国家药品监督管理局公布的坐标比例和色标要求印刷，故 B 正确。③未印有非处方药专有标识的非处方药药品一律不准出厂，故 D 正确。④非处方药专有标识图案分为红色和绿色：红色专有标识用于甲类非处方药药品；绿色专有标识用于乙类非处方药药品和用作指南性标志，故 C 错误。因此，本题的正确答案为 C。

32. 【试题答案】 C

【试题解析】本题考查要点是"药品类易制毒化学药品的管理"。购买药品类易制毒化学品原料药的，必须取得《购用证明》。麻醉药品区域性批发企业之间不得购销药品类易制毒化学品单方制剂和小包装麻黄素。药品类易制毒化学品禁止使用现金或者实物进行交易。药品类易制毒化学品生产企业、经营企业销售药品类易制毒化学品，应当逐一建立购买方档案。因此，本题的正确答案为 C。

33. 【试题答案】 A

【试题解析】本题考查要点是"处方和处方管理"。①注册的执业医师在执业地点取得相应的处方权；医师应当在注册的医疗机构签名或加盖专用签章后方有效，故 A 正确，B 错误。②注册的执业助理医师在医疗机构开具的处方，应当经所在执行地点执业医师签名或加盖专用签章后方有效，故 C 错误。③执业医师经本医疗机构考核合格后取得麻醉药品和第一类精神药品的处方权，方可在本机构开具麻醉药品和第一类精神药品处方，但不得为自己开具该类药品处方，故 D 错误。因此，本题的正确答案为 A。

34. 【试题答案】 C

【试题解析】本题考查要点是"处方限量"。为住院患者开具的麻醉药品和第一类精神药品处方应当逐日开具，每张处方为 1 日常用量。为门（急）诊一般患者开具的吗啡注射剂，每张处方为一次常用量；氯胺酮，同一类麻醉药品，每张处方不得超过 15 日常用量；第二类精神药品一般每张处方不得超过 7 日常用量。为门（急）诊癌症疼痛患者和中、重度慢性疼痛患者开具的麻醉药品、第一类精神药品注射剂，每张处方不得超过 3 日常用量；控缓释制剂，每张处方不得超过 15 日常用量；其他剂型，每张处方不得超过 7 日常用量。因此，本题的正确答案为 C。

35. 【试题答案】 D

【试题解析】本题考查要点是"提供互联网药品信息服务的网站可以发布产品信息的药品"。《互联网药品信息服务管理办法》第九条第二款规定，提供互联网药品信息服务的网站不得发布麻醉药品、精神药品、医疗用毒性药品、放射性药品、戒毒药品和医疗机构制剂的产品信息。不可以发布的内容不包括选项 D "抗肿瘤药品"。因此，本题的正确答案为 D。

36.【试题答案】 D

【试题解析】本题考查要点是"抗菌药物临床应用管理"。非限制使用级抗菌药物：预防感染、治疗轻度或者局部感染应当首选，故 A 正确。限制使用级抗菌药物：严重感染、免疫能力低下合并感染或者病原菌只对限制使用级抗菌药物敏感时可选用，故 B 正确。特殊使用级抗菌药物应当严格掌握用药指证，经抗菌药物管理工作组指定的专业技术人员会诊同意后，由具有相应处方权的医师开具处方。因抢救生命垂危的患者等紧急情况，医师可以越级使用抗菌药物，故 C 正确。越级使用抗菌药物应当详细记录用药指证，并应当于 24 小时内补办越级使用抗菌药物的必要手续，故 D 错误。因此，本题的正确答案为 D。

37.【试题答案】 C

【试题解析】本题考查要点是"虚假广告"。《中华人民共和国广告法》第二十八条，广告以虚假或者引人误解的内容欺骗、误导消费者的，构成虚假广告。广告有下列情形之一的，为虚假广告：①商品或者服务不存在的。②商品的性能、功能、产地、用途、质量、规格、成分、价格、生产者、有效期限、销售状况、曾获荣誉等信息，或者服务的内容、提供者、形式、质量、价格、销售状况、曾获荣誉等信息，以及与商品或者服务有关的允诺等信息与实际情况不符，对购买行为有实质性影响的。③使用虚构、伪造或者无法验证的科研成果、统计资料、调查结果、文摘、引用语等信息作证明材料的。④虚构使用商品或者接受服务的效果的。⑤以虚假或者引人误解的内容欺骗、误导消费者的其他情形。C 项为保健食品不得出现的内容，故 C 错误。所以，选项 ABD 均正确。因此，本题的正确答案为 C。

38.【试题答案】 C

【试题解析】本题考查要点是"职业化专业化药品检查员管理的内容"。职业化专业化药品（含医疗器械、化妆品）检查员是指经药品监管部门认定，依法对管理相对人从事药品研制、生产等场所、活动进行合规确认和风险研判的人员，是加强药品监管、保障药品安全的重要支撑力量。故 A 正确。药品检查员队伍要落实药品注册现场检查、疫苗药品派驻检查以及属地检、境外检查要求，积极配合药品监管稽查办案，落实有因检查要求，为科学监管、依法查办药品违法行为提供技术支撑。故 B 正确。国务院药品监管部门建立检查员分级分类管理制度。按照检查品种，将检查员分为药品、医疗器械、化妆品 3 个检查序列，并根据专业水平、业务能力、工作资历和工作实绩等情况，将检查员划分为初级检查员、中级检查员、高级检查员、专家级检查员 4 个层级，每个层级再细分为若干级别。故 C 错误。不断提升检查员能力素质，强化检查员业务培训，鼓励检查员提升能力水平，创新高素质检查员培养模式。故 D 正确。因此，本题的正确答案为 C。

39.【试题答案】 C

【试题解析】本题考查要点是"《城镇职工基本医疗保险用药范围管理暂行办法》的制定依据"。《城镇职工基本医疗保险用药范围管理暂行办法》第一条规定，为了保障职工基本医疗用药，合理控制药品费用，规范基本医疗保险用药范围管理，根据《国务院关于建立城镇职工基本医疗保险制度的决定》（国发〔1998〕44 号），制定本办法。因此，本题的正确答案为 C。

40.【试题答案】 B

【试题解析】本题考查要点是"商业贿赂的法律责任"。《中华人民共和国反不正当竞争法》第七条规定，经营者不得采用财物或者其他手段贿赂下列单位或者个人，以谋取交易机会或者竞争优势：①交易相对方的工作人员；②受交易相对方委托办理相关事务的单位或者个人；③利用职权或者影响力影响交易的单位或者个人。第十九条规定，经营者违反本法第七条规定贿赂他人的，由监督检查部门没收违法所得，处十万元以上三百万元以下的罚款。情节严重的，吊销营业执照。对经营者进行贿赂以销售或者购买商品的行为的处罚不包含"对直接责任人员给予行政处分"。因此，本题的正确答案为B。

二、配伍选择题

41～43.【试题答案】 B、C、A

【试题解析】本组题考查要点是"药品的管理"。《中华人民共和国药品管理法》第四十一条规定，国务院药品监督管理部门对首次在中国销售的药品，在销售前或者进口时，指定药品检验机构进行检验；检验不合格的，不得销售或者进口。《中华人民共和国药品管理法》第四十四条规定，对国内供应不足的药品，国务院有权限制或者禁止出口。《中华人民共和国药品管理法》第三十五条规定：国家对麻醉药品、精神药品、医疗用毒性药品、放射性药品，实行特殊管理。管理办法由国务院制定。

44～46.【试题答案】 A、B、C

【试题解析】本组题考查要点是"药品生产企业管理和医疗机构的药剂管理"。《中华人民共和国药品管理法》第二十八条规定，医疗机构必须制定和执行药品保管制度，采取必要的冷藏、防冻、防潮、防虫、防鼠等措施，保证药品质量。第二十六条规定，医疗机构购进药品，必须建立并执行进货检查验收制度，验明药品合格证明和其他标识；不符合规定要求的，不得购进和使用。第七条规定，开办药品生产企业，须经企业所在地省、自治区、直辖市人民政府药品监督管理部门批准并发给"药品生产许可证"，无"药品生产许可证"的，不得生产药品。

47～49.【试题答案】 C、C、D

【试题解析】本组题考查要点是"药品广告的审批"。药品广告须经企业所在地省、自治区、直辖市人民政府药品监督管理部门批准，并发给药品广告批准文号；未取得药品广告批准文号的，不得发布。在药品生产企业所在地和进口药品代理机构所在地以外的省、自治区、直辖市发布药品广告的，在发布前应当到发布地药品广告审查机关办理备案。

50～53.【试题答案】 A、C、B、D

【试题解析】本组题考查要点是"违反《中华人民共和国药品管理法》的法律责任"。《中华人民共和国药品管理法》第九十条规定，药品的生产企业、经营企业的负责人、采购人员等有关人员在药品购销中收受其他生产企业、经营企业或者其代理人给予的财物或者其他利益的，依法给予处分，没收违法所得，构成犯罪的，依法追究刑事责任。第七十五条规定，从事生产、销售假药及生产、销售劣药情节严重的企业或者其他单位，其直接负责的主管人员和其他直接责任人员 10 年内不得从事药品生产、经营活动。第八十条规定。进口已获得药品进口注册证书的药品，未按照本法规定向允许药品进口的口岸所在地的药品监督管理部门登记备案的，给予警告，责令限期改正，逾期不改正的，撤销进口药品注册证书。第七十六条规定，知道或者应当知道属于假劣药品而为其提供运输、保管、仓储等便利条件的，没收全部运输、保管、仓储的收入，并处违法收入 50% 以上 3 倍以下的罚款，构成犯罪的，依法追究刑事责任。

54 ~ 55.【试题答案】 D、B

【试题解析】本组题考查要点是"行政处罚种类"。行政处罚的种类，可分为人身罚、资格罚、财产罚、声誉罚四类。资格罚，是指行政主体限制、暂停或剥夺做出违法行为的行政相对人某种行为能力或资格的处罚措施。根据《行政处罚法》规定，资格罚主要包括责令停产停业、吊销许可证或者执照等。药品安全民事责任主要是产品责任，即生产者、销售者因生产、销售缺陷产品致使他人遭受人身伤害、财产损失，而应承担的赔偿损失、消除危险、停止侵害等责任的特殊侵权民事责任。

56 ~ 57.【试题答案】 D、C

【试题解析】本组题考查要点是"药品类易制毒化学品"。伪麻黄素属于药品类易制毒化学品。药品类易制毒化学品品种目录（2010 版）所列物质有麦角酸、麦角胺、麦角新碱以及麻黄素、伪麻黄素、消旋麻黄素、去甲麻黄素、甲基麻黄素、麻黄浸膏、麻黄浸膏粉等麻黄素类物质。A 型肉毒毒素及其制剂属于医疗用毒性药品西药品种。毒性药品西药品种共13 种，分别为去乙酰毛花苷丙、阿托品、洋地黄毒苷、氢溴酸后马托品、三氧化二砷、毛果芸香碱、升汞、水杨酸毒扁豆碱、氢溴酸东莨菪碱、亚砷酸钾、士的宁、亚砷酸注射液、A 型肉毒毒素及其制剂。

58 ~ 60.【试题答案】 A、A、A

【试题解析】本组题考查要点是"新药临床试验的有关部门"。《药品注册管理办法》第五十一条规定，省、自治区、直辖市药品监督管理部门应当对申报资料进行形式审查，符合要求的，出具药品注册申请受理通知书；不符合要求的，出具药品注册申请不予受理通知书，并说明理由。第五十二条规定，省、自治区、直辖市药品监督管理部门应当自受理申请之日起 5 日内组织对药物研制情况及原始资料进行现场核查，对申报资料进行初步审查，提出审查意见。申请注册的药品属于生物制品的，还需抽取 3 个生产批号的检验用样品，并向药品检验所发出注册检验通知。第五十三条规定，省、自治区、直辖市药品监督管理部门应当在规定的时限内将审查意见、核查报告以及申报资料送交国家食品药品监督管理总局药品审评中心，并通知申请人。

61 ~ 63.【试题答案】 A、B、C

【试题解析】本组题考查要点是"药品说明书和标签管理的注意事项"。药物滥用或者药物依赖性内容，应在【注意事项】项下列出。处方中含有可能引起严重不良反应的辅料的，应在【成分】项下列出该辅料名称。处方药应当在【禁忌】项下列出该药品不能应用的各种情况，例如禁止应用该药品的人群、疾病等情况。

64～66.【试题答案】　A、B、C

【试题解析】本组题考查要点是"处方管理法中处方的开具"。处方一般不得超过7日用量；急诊处方一般不得超过3日用量；为门（急）诊癌症疼痛患者和中、重度慢性疼痛患者开具的麻醉药品、第一类精神药品注射剂，每张处方不得超过3日常用量；控缓释制剂，每张处方不得超过15日常用量；其他剂型，每张处方不得超过7日常用量；盐酸二氢埃托啡处方为一次常用量。

67～69.【试题答案】　B、A、C

【试题解析】本组题考查要点是"药品质量监督检验的类型"。指定检验是指国家法律或国家药品监督管理部门规定某些药品在销售前或者进口时，必须经过指定药品检验机构检验，检验合格的，才准予销售的强制性药品检验。注册检验包括样品检验和药品标准复核。由中国食品药品检定研究院或省级药品检验所承担。国家在新药审批时或进口药品注册进行注册检验。抽查检验简称抽验，是国家依法对生产、经营和使用的药品质量进行有目的的调查和检查的过程，是药品监督管理部门通过技术方法对药品质量合格与否做出判断的一种重要手段，结果由药品监督管理部门以药品质量公告形式发布。

70～73.【试题答案】　C、A、B、D

【试题解析】本组题考查要点是"药品不良反应报告和监测的管理部门"。《药品不良反应报告和监测管理办法》第四条规定，国家食品药品监督管理总局主管全国药品不良反应报告和监测工作，地方各级药品监督管理部门主管本行政区域内的药品不良反应报告和监测工作。各级卫生行政部门负责本行政区域内医疗机构与实施药品不良反应报告制度有关的管理工作。地方各级药品监督管理部门应当建立健全药品不良反应监测机构，负责本行政区域内药品不良反应报告和监测的技术工作。第五条规定，国家鼓励公民、法人和其他组织报告药品不良反应。

74～75.【试题答案】　B、C

【试题解析】本组题考查要点是"药品质量管理规范的适用范围"。《药品经营质量管理规范》是药品经营管理和质量控制的基本准则。主要适用于药品经营企业，药品生产企业销售药品、药品流通过程中其他涉及储存与运输药品的，也应当符合此规范的相关要求。《中药材生产质量管理规范》是对中药材生产全过程进行规范化的质量管理制度，所以中药饮片生产企业应当执行此规范。

76～78.【试题答案】　A、B、C

【试题解析】本组题考查要点是"医疗用毒性药品的生产、经营、使用管理"。《医疗用毒性药品管理办法》第九条规定，医疗单位供应和调配毒性药品，凭医生签名的正式处方。国营药店供应和调配毒性药品，凭盖有医生所在的医疗单位公章的正式处方。每次处方剂量不得超过2日极量。调配处方时，必须认真负责，计量准确，按医嘱注明要求，并由配方人员及具有药师以上技术职称的复核人员签名盖章后方可发出。对处方未注明"生用"的毒性中药，应当付炮制品。如发现处方有疑问时，须经原处方医生重新审定后再行调配。处方一次有效，取药后处方保存2年备查。

《医疗用毒性药品管理办法》第四条规定，毒性药品的生产必须由医药专业人员负责生产、配制和质量检验，并建立严格的管理制度，严防与其他药品混杂。每次配料，必须经2人以上复核无误，并详细记录每次生产所用原料和成品数，经手人要签字备查。所有工具、容器要处理干净，以防污染其他药品。标示量要准确无误，包装容器要有毒药标志。

79~80.【试题答案】　A、D

【试题解析】本组题考查要点是"国家重点保护的野生药材名录"。二级保护野生药材物种系指分布区域缩小，资源处于衰竭状态的重要野生药材物种。二级保护药材有：鹿茸（马鹿）、麝香（3个品种）、熊胆（2个品种）、穿山甲、蟾酥（2个品种）、哈蟆油、金钱白花蛇、乌梢蛇、蕲蛇、蛤蚧、甘草（3个品种）、黄连（3个品种）、人参、杜仲、厚朴（2个品种）、黄柏（2个品种）、血竭。三级保护野生药材物种系指资源严重减少的主要常用野生药材物种。三级保护药材有：川贝母（4个品种）、伊贝母（2个品种）、刺五加、黄芩、天冬、猪苓、龙胆（4个品种）、防风、远志（2个品种）、胡黄连、肉苁蓉、秦艽（4个品种）、细辛（3个品种）、紫草、五味子（2个品种）、蔓荆子（2个品种）、诃子（2个品种）、山茱萸、石斛（5个品种）、阿魏（2个品种）、连翘（2个品种）、羌活（2个品种）。

81~83.【试题答案】　C、B、A

【试题解析】本组题考查要点是"不得发布广告的药品"。《药品广告审查发布标准》第三条规定，下列药品不得发布广告：①麻醉药品、精神药品、医疗用毒性药品、放射性药品；②医疗机构配制的制剂；③军队特需药品；④国家食品药品监督管理总局依法明令停止或者禁止生产、销售和使用的药品；⑤批准试生产的药品。第七条规定，药品广告中必须标明药品的通用名称、忠告语、药品广告批准文号、药品生产批准文号；以非处方药商品名称为各种活动冠名的，可以只发布药品商品名称。第八条规定，处方药广告的忠告语是："本广告仅供医学药学专业人士阅读"。非处方药广告的忠告语是："请按药品说明书或在药师指导下购买和使用"。

84~85.【试题答案】　B、C

【试题解析】本组题考查要点是"违反《药品经营质量管理规范》要求的经营企业的处理"。《药品经营质量管理规范》第一百八十三条规定，药品经营企业违反本规范的，由药品监督管理部门按照《中华人民共和国药品管理法》第七十八条的规定给予处罚。《中华人民共和国药品管理法》第七十八条又规定，经营企业未按照规定实施《药品经营质量管理规范》的，给予警告，责令限期改正；逾期不改正的，责令停产、停业整顿，并处5千元以上2万元以下的罚款；情节严重的，吊销"药品经营许可证"和药物临床试验机构的资格。

86~87.【试题答案】　A、D

【试题解析】本组题考查要点是"非处方药的专有标识管理"。非处方药专有标识图案分为红色和绿色，红色专有标识用于甲类非处方药品，绿色专有标识用于乙类非处方药品和用作指南性标志。处方药只能在国务院卫生行政部门和国家药品监督管理部门共同指定的专业性医药报刊上进行广告宣传，不得在大众媒介上发布广告或者以其他方式进行以公众为对象的广告宣传。非处方药可以在大众媒介上进行广告宣传，但广告内容必须经过审查、批准，不能任意夸大或篡改，以正确引导消费者科学、合理地进行自我药疗。

88~90.【试题答案】 C、D、A

【试题解析】本组题考查要点是"医疗器械注册格式与备案凭证格式"。第一类医疗器械实行备案管理。第二类、第三类医疗器械实行注册管理。注册审批部门所在地的简称：境内第三类医疗器械及进口第二类、第三类医疗器械为"国"字；境内第二类医疗器械为注册审批部门所在地省、自治区、直辖市简称；"准"字适用于境内医疗器械；"进"字适用于进口医疗器械；"许"字适用于香港、澳门、台湾地区的医疗器械。因此 C 选项证书号格式为香港、澳门、台湾地区进口的第三类医疗器械；D 选项备案制证书号格式为进口第一类医疗器械；A 选项证书号格式为境内第二类医疗器械；B 选项证书号格式为境内第三类医疗器械。

三、综合分析选择题

91.【试题答案】 A

【试题解析】本题考查要点是"药品标签管理规定"。根据背景材料可知，预防用生物制品有效期的标注按照国家药品监督管理部门批准的注册标准执行，治疗用生物制品有效期的标注应自分装日期计算，其他药品有效期的标注以生产日期计算。有效期若标注到日，应当为起算日期对应年月日的前一天；若标注到月，应当为起算月份对应年月的前一月。Z 说明书中标注的有效期格式"有效期至 2021 年 6 月"有误，应该退回。故答案 A 正确。麻醉药品、第一类精神药品、药品类易制毒化学品及蛋白同化制剂、胰岛素外的肽类激素等不得列入药品零售企业持有的药品经营许可证的经营范围内。故答案 C 错误。因此，本题的正确答案为 A。

92.【试题答案】 D

【试题解析】本题考查要点是"药品名称、商标和专有标识管理要求"。根据背景材料可知，中药注射剂 Z 被雨水浸泡，导致药品标签剥落或字迹模糊，赔偿金不得少于 1000 元。因此，本题的正确答案为 D。

93.【试题答案】 D

【试题解析】本题考查要点是"假药的界定"。没有药品生产许可证和药品经营许可证属于无证经营，未经批准生产的药品则按假药论处。因此，本题的正确答案为 D。

94.【试题答案】 A

【试题解析】本题考查要点是"生产、销售、使用假药的法律责任"。对于医疗机构、医疗机构工作人员明知是假药而有偿提供给他人使用，或者为出售而购买、储存的行为，应当认定为"销售"假药，犯生产、销售假药罪。在刑罚的适用中，根据《刑法》第 150 条的规定，单位犯生产、销售假药罪的，对单位判处罚金，并对其直接负责的主管人员和其他直接责任人员，依照自然人犯生产、销售假药罪的定罪量刑标准处罚。因此，本题的正确答案为 A。

95.【试题答案】 C

【试题解析】本题考查要点是"生产、销售、使用假药的法律责任"。根据《药品管理法》第 75 条第 1 款的规定，从事生产、销售假药的企业或者其他单位，其直接负责的主管人员和其他直接责任人员十年内不得从事药品生产、经营活动。因此，本题的正确答案为 C。

96.【试题答案】　B

【试题解析】本题考查要点是"药品广告管理"。申请药品广告批准文号，应当向药品生产企业所在地的药品广告审查机关提出。在药品生产企业所在地以外的省、自治区、直辖市发布药品广告的（异地发布药品广告），应当到发布地药品广告审查机关办理备案。因此本题中甲应该向 A 省药品监督管理部门申请，取得药品广告批准文号后再向 B 省药品监督管理部门备案。因此，本题的正确答案为 B。

97.【试题答案】　C

【试题解析】本题考查要点是"药品广告管理"。药品广告的科学性要求药品广告中有关药品功能疗效的宣传应当科学准确，不得出现利用广告代言人作推荐、证明。因此本题利用丁医师名义和形象作证明不符合药品广告管理要求。因此，本题的正确答案为 C。

98.【试题答案】　A

【试题解析】本题考查要点是"药品广告管理"。在药品生产企业所在地以外的省、自治区、直辖市发布药品广告的（异地发布药品广告），原先的管理方式是在发布前应当到发布地药品广告审查机关（省级人民政府药品监督管理部门）办理备案。新修订的《药品广告审查办法》规定异地发布药品广告备案申请，药品广告审查机关应当制作告知承诺书，向申请人提供示范文本，一次性告知备案条件和所需材料。对申请人承诺符合条件并提交材料的，当场予以备案。因此，本题的正确答案为 A。

99.【试题答案】　D

【试题解析】本题考查要点是"处方与调配管理"。《药品管理法》第 19 条规定，药品经营企业销售药品必须准确无误，正确说明用法、用量和注意事项，调配处方必须经过核对，对处方所列药品不得擅自更改或者代用。必要时，经处方医师更正或者重新签字，方可调配。因此，本题的正确答案为 D。

100.【试题答案】　D

【试题解析】本题考查要点是"处方与调配管理"。处方审核内容包括合法性审核、规范性审核和适宜性审核。规范性审核中要求药品剂量、规格、用法、用量准确清楚，符合《处方管理办法》规定。该处方未注明用法用量，属于不规范处方。因此，本题的正确答案为 D。

101.【试题答案】　B

【试题解析】本题考查要点是"行政复议申请的时效"。公民、法人或者其他组织认为具体行政行为侵犯其合法权益，可以自知道该具体行政行为之日起 60 日内提出行政复议申请。因此，本题的正确答案为 B。

102.【试题答案】　A

【试题解析】本题考查要点是"行政复议受理"。行政复议机关收到行政复议申请后，应在 5 日内进行审查，对不符合规定的行政复议申请，决定不予受理，并书面告知申请人。对于符合规定，但是不属于本机关受理的行政复议申请，应当告知申请人向有关行政复议机关提出。因此，本题的正确答案为 A。

103. 【试题答案】 C

【试题解析】本题考查要点是"行政诉讼案件的起诉"。对属于人民法院受案范围的行政案件，公民、法人或者其他组织可以先向上一级行政机关或者法律、法规规定的行政机关申请复议，对复议不服的，再向人民法院提起诉讼；也可以直接向人民法院提起诉讼。公民、法人或者其他组织直接向人民法院提起诉讼的，应当在知道作出具体行政行为之日起 3 个月内提出。因此，本题的正确答案为 C。

104. 【试题答案】 D

【试题解析】本题考查要点是"制定召回计划并组织实施的主体"。药品生产企业应当根据召回分级与药品销售和使用情况，科学设计药品召回计划并组织实施。所以，应由 D 药品生产企业制定召回计划并组织实施。因此，本题的正确答案为 D。

105. 【试题答案】 A

【试题解析】本题考查要点是"药品召回分级"。根据药品安全隐患的严重程度，药品召回分为三级：对使用该药品可能引起严重健康危害的实施一级召回；对使用该药品可能引起暂时的或者可逆的健康危害的实施二级召回；对使用该药品一般不会引起健康危害，但由于其他原因需要收回的实施三级召回。因此，本题的正确答案为 A。

106. 【试题答案】 B

【试题解析】本题考查要点是"生产企业药品召回的时间规定"。药品生产企业在作出药品召回决定后，应当制定召回计划并组织实施，一级召回在 24 小时内，二级召回在 48 小时内，三级召回在 72 小时内，通知到有关药品经营企业、使用单位停止销售和使用，同时向所在地省、自治区、直辖市药品监督管理部门报告。因此，本题的正确答案为 B。

107. 【试题答案】 A

【试题解析】本题考查要点是"生产企业药品召回的时间规定"。药品生产企业在启动药品召回后，一级召回在 1 日内，二级召回在 3 日内，三级召回在 7 日内，应当将调查评估报告和召回计划提交给所在地省级药品监督管理部门备案。省级药品监督管理部门应当将收到一级药品召回的调查评估报告和召回计划报告国家药品监督管理部门。因此，本题的正确答案为 A。

108. 【试题答案】 A

【试题解析】本题考查要点是"生产企业药品召回的时间规定"。药品生产企业在实施召回的过程中，一级召回每日，二级召回每 3 日，三级召回每 7 日，向所在地省级药品监督管理部门报告药品召回进展情况。因此，本题的正确答案为 A。

109. 【试题答案】 A

【试题解析】本题考查要点是"'药品经营许可证'的换发"。"药品经营许可证"有效期为 5 年。有效期届满，药品经营企业需要继续经营药品的，持证企业应当在许可证有效期届满前 6 个月，向原发证机关申请换发"药品经营许可证"。因此，本题的正确答案为 A。

110.【试题答案】 C

【试题解析】本题考查要点是"'药品经营许可证'的经营范围"。《药品流通监督管理办法》第十七条规定,药品经营企业应当按照"药品经营许可证"许可的经营范围经营药品。违规销售生物制品,属于超许可证经营范围的行为。因此,本题的正确答案为C。

四、多项选择题

111.【试题答案】 CD

【试题解析】本题考查要点是"药品零售企业陈列与储存药品管理要求"。处方药、非处方药分区陈列,并有处方药、非处方药专用标识,处方药不得采用开架自选的方式陈列和销售。故答案A错误。第二类精神药品、毒性中药品种和罂粟壳不得陈列。故答案B错误。拆零销售的药品集中存放于拆零专柜或者专区。故答案C正确。不同批号的饮片装斗前应当清斗并记录。故答案D正确。因此,本题的正确答案为CD。

112.【试题答案】 ABCD

【试题解析】本组题考查要点是"药品标准的制定原则"。药品标准的制定原则包括以下内容:①坚持质量第一,体现"安全有效、技术先进、科学严谨、经济合理"的原则,尽可能与国际接轨,起到促进质量提高,择优发展的作用。②充分考虑生产、流通、使用各环节对药品质量的影响因素,有针对性地制定检测项目,切实加强对药品内在质量的控制。③根据"准确、灵敏、简便、快速"的原则选择并规定检测、检验方法,既要考虑现阶段的实际水平和条件,又要体现新技术的应用和发展。④标准规定的各种限度应密切结合实践,要保证药品在生产、储运、销售和使用过程中的质量。因此,本题的正确答案为AB-CD。

113.【试题答案】 BC

【试题解析】本题考查要点是"国家基本药物目录的调整"。《国家基本药物目录管理办法》规定属于下列情形之一的品种,应当从国家基本药物目录中调出:①药品标准被取消的;②国家药品监督管理部门撤销其药品批准证明文件的;③发生严重不良反应,经评估不宜作为国家基本药物使用的;④根据药物经济学评价,可被风险效益比或成本效益比更优的品种所替代的;⑤国家基本药物工作委员会认为应当调出的其他情形。因此,本题的正确答案为BC。

114.【试题答案】 ABC

【试题解析】本题考查要点是"国家基本药物工作委员会的职能"。国家基本药物工作委员会负责协调解决制定和实施国家基本药物制度过程中各个环节的相关政策问题,确定国家基本药物制度框架,确定国家基本药物目录遴选和调整的原则、范围、程序和工作方案,审核国家基本药物目录,各有关部门在职责范围内做好国家基本药物遴选调整工作。因此,本题的正确答案为ABC。

115.【试题答案】 ABCD

【试题解析】本题考查要点是"接种单位应当具备的条件"。《疫苗流通和预防接种管理条例》第二十一条规定，接种单位应当具备的条件有：①具有医疗机构执业许可证件；②具有经过县级人民政府卫生主管部门组织的预防接种专业培训并考核合格的执业医师、执业助理医师、护士或者乡村医生；③具有符合疫苗储存、运输管理规范的冷藏设施、设备和冷藏保管制度。承担预防接种工作的城镇医疗卫生机构，应当设立预防接种门诊。因此，本题的正确答案为 ABCD。

116. 【试题答案】 ABCD

【试题解析】本题考查要点是"违反《中华人民共和国消费者权益保护法》的法律责任"。《中华人民共和国消费者权益保护法》第五十六条第八款规定，经营者对消费者提出的修理、重做、更换、退货、补足商品数量、退还货款和服务费用或者赔偿损失的要求，故意拖延或者无理拒绝的，除承担相应的民事责任外，其他有关法律、法规对处罚机关和处罚方式有规定的，依照法律、法规的规定执行；法律、法规未作规定的，由工商行政管理部门或者其他有关行政部门责令改正，可以根据情节单处或者并处警告、没收违法所得、处以违法所得 1 倍以上 10 倍以下的罚款，没有违法所得的，处以 50 万元以下的罚款；情节严重的，责令停业整顿、吊销营业执照。因此，本题的正确答案为 ABCD。

117. 【试题答案】 ABD

【试题解析】本题考查要点是"个人自用少量药品的进出境管理"。根据《药品管理法》的规定，未经批准进口少量境外已合法上市的药品，且情节较轻的，可以依法减轻或免于处罚。故答案 A 错误。在个人药品进出境过程中，应尽量携带好正规医疗机构出具的医疗诊断书，以证明其确因身体需要携带，方便海关凭医生有效处方原件确定携带药品的合理数量。故答案 B 错误。进出境人员随身携带的个人自用的少量药品，应当以自用、合理数量为限，并接受海关监管。故答案 C 正确。进出境人员随身携带第一类中的药品类易制毒化学品药品制剂和高锰酸钾，应当以自用且数量合理为限，并接受海关监管；进出境人员不得随身携带前款规定以外的易制毒化学品。故答案 D 错误。因此，本题的正确答案为 ABD。

118. 【试题答案】 ACD

【试题解析】本题考查要点是"申请《印鉴卡》的医疗机构应当符合的条件"。《麻醉药品、第一类精神药品购用印鉴卡管理规定》第三条规定，申请《印鉴卡》的医疗机构应当符合下列条件：①有与使用麻醉药品和第一类精神药品相关的诊疗科目；②具有经过麻醉药品和第一类精神药品培训的、专职从事麻醉药品和第一类精神药品管理的药学专业技术人员；③有获得麻醉药品和第一类精神药品处方资格的执业医师；④有保证麻醉药品和第一类精神药品安全储存的设施和管理制度。因此，本题的正确答案为 ACD。

119. 【试题答案】 BC

【试题解析】本题考查要点是"违反《药品不良反应报告和监测管理办法》的处罚"。《药品不良反应报告和监测管理办法》第五十八条规定，药品生产企业有下列情形之一的，由所在地药品监督管理部门给予警告，责令限期改正，可以并处 5 千元以上 3 万元以下的罚款：①未按照规定建立药品不良反应报告和监测管理制度，或者无专门机构、专职人员负责本单位药品不良反应报告和监测工作的；②未建立和保存药品不良反应监测档案的；③未按照要求开展药品不良反应或者群体不良事件报告、调查、评价和处理的；④未按照要求提交定期安全性更新报告的；⑤未按照要求开展重点监测的；⑥不配合严重药品不良反应或者群体不良事件相关调查工作的；⑦其他违反本办法规定的。药品生产企业有前款规定第④项、第⑤项情形之一的，按照《药品注册管理办法》的规定对相应药品不予再注册。因此，本题的正确答案为BC。

120. 【试题答案】 ABCD

【试题解析】本题考查要点是"从基本医疗保险用药范围或国家和地方的《药品目录》中删除的情形"。《城镇职工基本医疗保险用药范围管理暂行办法》第十条规定，在国家《药品目录》中的药品，有下列情况之一的，从基本医疗保险用药范围或国家和地方的《药品目录》中删除：①药品监管局撤销批准文号的；②药品监管局吊销"进口药品注册证"的；③药品监管局禁止生产、销售和使用的；④经主管部门查实，在生产、销售过程中有违法行为的；⑤在评审过程中有弄虚作假行为的。因此，本题的正确答案为ABCD。

药事管理与法规

临考冲刺模拟试卷（三）

一、最佳选择题（每题1分，共40题，共40分）下列每小题的四个选项中，只有一项是最符合题意的正确答案，多选、错选或不选均不得分。

1. 关于《药品经营质量管理规范》的说法，错误的是（   ）
   A. 《药品经营质量管理规范》是药品经营管理和质量控制的基本准则
   B. 药品生产企业销售药品、药品流通过程中其他涉及储存与运输药品的，也应当符合《药品经营质量管理规范》的规定
   C. 《药品经营质量管理规范》附录作为正文的附加条款，与正文条款具有同等效力
   D. 医疗机构药房和计划生育技术服务机构应按照《药品经营质量管理规范》对药品采购、储存、养护进行质量管理

2. 下列属于国家药品监督管理局职责的是(   )
   A. 负责药品价格的监督管理工作
   B. 制定执业药师资格准入制度，指导监督执业药师注册工作
   C. 规范公立医院和基层医疗机构药品采购，合理规定药品平均价格
   D. 组织指导食品药品犯罪案件侦查工作

3. 需要从国家基本药物目录中调出的品种不包括（   ）
   A. 发生严重不良反应的
   B. 药品标准被取消的
   C. 国家食品药品监督管理部门撤销其药品批准证明文件的
   D. 含有国家濒危野生动植物药材的

4. 根据《医疗机构制剂配制监督管理办法（试行）》，属于"医疗机构制剂许可证"登记事项变更的项目的是（   ）
   A. 经营方式   B. 制剂室负责人变更
   C. 医疗机构名称   D. 配制地址变更

5. 根据《最高人民法院、最高人民检察院关于办理危害药品安全刑事案件适用法律若干问题的解释》，明知他人生产、销售假药、劣药，提供广告宣传等帮助行为的（   ）
   A. 以生产、销售假药、劣药的共同犯罪论处
   B. 以生产、销售假药、劣药罪论处
   C. 以破坏社会主义经济秩序罪的共犯论处
   D. 可以免于刑事处罚

6. 《药品生产质量管理规范》（GMP）认证制度是国家对药品生产企业进行监督检验的一种手段，下列不属于GMP认证程序的是(   )

A. 申请、受理   B. 现场检查

C. 飞行检查   D. 审批与发证

7. 根据药品注册管理，按照药品补充申请的是（   ）

    A. 对已上市药品改变剂型的注册申请

    B. 对已上市药品改变给药途径的注册申请

    C. 对已上市药品增加新适应证的注册申请

    D. 对已上市药品增加原批准事项的注册申请

8. 关于毒性中药饮片定点生产和经营管理行为的说法，错误的是（   ）

    A. 毒性中药饮片实行专人、专库（柜）、专账、专用衡器，双人双锁保管

    B. 朱砂应由全国集中统一定点生产，供全国使用

    C. 定点生产的毒性中药饮片可直销到医疗机构

    D. 雄黄根据市场需求，按省区确定 2~3 个定点企业生产

9. 根据《中华人民共和国药品管理法》，可以参与药品经营活动的是（   ）

    A. 药品监督管理部门

    B. 药品监督管理部门设置的药品检验机构

    C. 药物研究所的药品检验人员

    D. 药品监督管理部门设置的药品检验机构的工作人员

10. 《药品召回管理办法》的发布，标志着我国药品召回制度正式开始实施。药品召回

    分级的依据是（   ）

    A. 根据药品产生危害的范围   B. 根据药品产生危害的严重程度

    C. 根据药品安全隐患的严重程度   D. 根据药品不良反应的严重程度

11. 根据《互联网药品交易服务审批暂行规定》，下列叙述错误的是（   ）

    A. 互联网药品交易服务包括直接接触药品的包装材料和容器的互联网交易服务

    B. 互联网药品交易服务机构的验收标准由国家食品药品监督管理总局统一制定

    C. 互联网药品交易服务机构资格证书由国家食品药品监督管理总局统一印制，有
        效期 5 年

    D. 省级药品监管部门负责审批为药品生产、经营企业和医疗机构之间提供互联网
        药品交易服务的企业

12. 根据《医疗机构药事管理规定》，关于医疗机构药事管理与药物治疗学委员会的说
    法，正确的是（   ）

    A. 药事管理与药物治疗学委员会负责制定本机构药品处方集和基本用药供应目录

    B. 所有医院必须设立药事管理与药物治疗学委员会

    C. 药事管理与药物治疗学委员会是医疗机构常设行政管理部门

    D. 药事管理与药物治疗学委员会负责药品管理、药学专业技术服务和药事管理
        工作

13. 中药注射剂说明书应当列出（   ）

    A. 全部中药药味   B. 全部中药药味及单位剂量

    C. 全部中药药味及全部辅料   D. 全部中药药味及主要辅料和用量

14. 下列规范性文件中，法律效力最高的是（　　　）
    A. 《药品注册管理办法》
    B. 《医疗机构药事管理规定》
    C. 《关于禁止商业贿赂行为的暂行规定》
    D. 《中华人民共和国药品管理法》

15. 小王在药店选购某感冒药品时觉得该药品的品牌、质量不合心意，打算离开，被该产品的促销员拦住，称小王必须要买该药品，否则不允许离开。促销员的行为侵犯了小王的（　　　）
    A. 公平交易权　　　　　　　　　B. 自主选择权
    C. 受尊重权　　　　　　　　　　D. 知情了解权

16. 根据《医疗用毒性药品管理办法》及相关规定，关于医疗用毒性药品生产、经营管理的说法，正确的是（　　　）
    A. 医疗机构供应和调配毒性药品，必须凭相关医师签名的正式处方，且每次处方剂量不得超过三日极量
    B. 药师调配处方时，对处方未注明"生用"的毒性中药，可以付炮制品或生药材
    C. 生产企业生产毒性药品，每次配料必须经两人以上复核无误，并详细记录每次生产所用原料和成品数字
    D. 医疗用毒性药品专有标志的样式是黑白相间，白底黑字

17. 根据《医疗用毒性药品管理办法》，关于毒性药品的管理和使用的说法，正确的是（　　　）
    A. 采购的毒性中药材，包装材料上无须标上毒性药标志
    B. 擅自收购毒性药品，由县以上药品监督管理部门处以警告，并没收非法所得
    C. 调配处方时，对处方标明"生用"的毒性中药，应当付炮制品
    D. 医疗单位供应和调配毒性药品每次处方剂量不得超过 2 日极量

18. 根据《医疗用毒性药品管理办法》，以下叙述正确的是（　　　）
    A. 毒性药品的生产计划由生产单位自行制定
    B. 毒性药品处方一次有效，取药后处方保存 3 年备查
    C. 毒性药品的使用单位必须做到专柜加锁并由专人保管
    D. 调配处方时对处方中注明"生用"的毒性中药，应当付炮制品

19. 下列选项中，不属于中药品种保护受理范围的有（　　　）
    A. 天然药物的提取物　　　　　　B. 申请专利的中药制剂
    C. 中药人工制成品　　　　　　　D. 天然药物提取物的制剂

20. 根据《药品广告审查办法》，药品广告内容需要改动的，应当（　　　）
    A. 申请广告发布备案　　　　　　B. 申请广告登记事项变更
    C. 重新申请广告批准文号　　　　D. 申请广告许可事项变更

21. 区域性批发企业需要就近向相邻的其他省内取得麻醉药品使用资格的医疗机构销售麻醉药品，应当经（　　　）
    A. 国家药品监督管理部门批准

B. 批发企业所在地省级药品监督管理部门批准

C. 医疗机构所在地省级药品监督管理部门批准

D. 批发企业所在地设区的市级药品监督管理部门批准

22. 首次在中国销售的药品在销售前，必须经过（　　）

A. 指定检验　　　　　　　　　　B. 评价抽验

C. 注册检验　　　　　　　　　　D. 监督抽验

23. 下列文字图案在药品标签中可以出现的是(　　)

A. 进口原料　　　　　　　　　　B. ××省专销，××总代理

C. 印刷企业，印刷批次　　　　　D. 企业形象标志，企业防伪标识

24. 根据《最高人民法院、最高人民检察院关于办理危害药品安全刑事案件适用法律若干问题的解释》，在生产、销售假药的刑事案件中，下列情形不属于"酌情从重处罚"的是(　　)

A. 生产的假药属于疫苗的　　　　B. 生物的假药属于注射剂的

C. 医疗机构工作人员销售假药的　D. 药品检验机构工作人员销售假药的

25. 根据《中华人民共和国药品管理法》的规定，对疗效不确、不良反应大或者其他原因危害人体健康的进口药品，应当（　　）

A. 按照劣药予以处罚　　　　　　B. 按照假药予以处罚

C. 撤销其批准文号　　　　　　　D. 撤销进口药品注册证书

26. 根据《药品不良反应报告和监测管理办法》，国家对药品不良反应实行（　　）

A. 分类管理制度　　　　　　　　B. 点评制度

C. 登记制度　　　　　　　　　　D. 报告制度

27. 药品广告必须符合合法性和科学性要求，不得在药品广告中出现的是(　　)

A. 忠告语　　　　　　　　　　　B. 药品生产批准文号

C. 医疗机构名称、地址　　　　　D. 药品经营企业名称

28. 根据《中华人民共和国消费者权益保护法》，消费者有权要求经营者提供检验合格证明，这在消费者权利中属于（　　）

A. 公平交易权　　　　　　　　　B. 监督批评权

C. 受尊重权　　　　　　　　　　D. 真情知悉权

29. 生产不符合保障人体健康的国家标准、行业标准的医疗器械、医用卫生材料，足以严重危害人体健康（　　）

A. 处 2 年以下有期徒刑或拘役，并处或者单处销售额 50% 至 2 倍罚金

B. 处 3 年以下有期徒刑或者拘役，并处或单处销售额 50% 至 2 倍罚金

C. 处 5 年以上 10 年以下有期徒刑，并处销售额 50% 至 2 倍罚金，或者没收财产

D. 处 10 年以上有期徒刑或无期徒刑，并处销售额 50% 至 2 倍罚金，或者没收财产

30. 根据《非处方药专有标识管理规定（暂行）》，用作乙类非处方药和经营非处方药的企业指南性标志的是（　　）

A. 绿色专有标识　　　　　　　　B. 红色专有标识

C. 蓝色专有标识　　　　　　　　D. 黄色专有标识

31. 关于特殊医学用途配方食品和婴幼儿配方食品管理的说法，错误的是（　　）

　　A. 特殊医学用途配方食品参照药品管理，应经国家药品监督管理部门注册

　　B. 特殊医学用途配方食品广告参照药品广告有关管理规定

　　C. 婴幼儿配方食品的产品配方应向省级药品监督管理部门备案

　　D. 婴幼儿配方食品生产应实施全过程质量控制，实施逐批检验

32. 下列情形中，应按劣药论处的是（　　）

　　A. 药品未经检验即销售　　　　　　B. 将生产批号"110324"更改为"110828"

　　C. 片剂表面霉迹斑斑　　　　　　　D. 使用未取得批准文号的原料药生产

33. 根据《关于进一步改革完善药品生产流通使用政策的若干意见》，下列说法正确的是（　　）

　　A. 卫生健康主管部门和药品监督管理部门要制定药品购销合同范本，督促购销双方依法签订合同并严格执行

　　B. 药品生产、流通企业要履行社会责任，保证药品及时生产、配送，对违反合同约定，配送不及时影响临床用药或拒绝为偏远地区提供配送服务的，省级药品监督管理部门应督促其限期整改

　　C. 省级药品采购机构实施药品配送要兼顾基层供应，特别要优先向广大少数民族地区及偏远、交通不便的农村地区的乡镇卫生院、村卫生室倾斜

　　D. 医疗机构要及时结算货款，对违反合同约定，无正当理由不按期回款或变相延长货款支付周期的医疗机构，卫生健康主管部门要及时纠正并予以通报批评

34. 某中医药大学附属医院欲按照《太平惠民和剂局方》记载的方剂与传统工艺，配置一种专治偏头痛的中药制剂。根据《中华人民共和国中医药法》，配置该中药制剂的前提条件是（　　）

　　A. 只需要经过医院院务会和伦理委员会的同意

　　B. 应当向辖区内省级药品监督管理部门提出注册申请，取得制剂批准文号

　　C. 经国家药品监督管理部门许可，获得药品注册批准文号

　　D. 向所在地省级药品监督管理部门备案后，即可配制

35. 根据《疫苗流通和预防接种管理条例》，第一类疫苗不包括（　　）

　　A. 政府免费向公民提供的疫苗　　　　B. 县级以上人民政府组织的应急接种疫苗

　　C. 公民应依照政府的规定受种的疫苗　D. 公民自费并且自愿受种的疫苗

36. 申请《麻醉药品、第一类精神药品购用印鉴卡》的医疗机构应当符合的条件不包括（　　）

　　A. 有与使用麻醉药品和第一类精神药品相关的诊疗科目

　　B. 有获得麻醉药品和第一类精神药品处方资格的执业医师

　　C. 有执业药师审核、调剂麻醉药品和第一类精神药品处方

　　D. 有保证麻醉药品和第一类精神药品安全储存的设施和管理制度

37. 根据《麻醉药品和精神药品管理条例》取得《麻醉药品和第一类精神药品印鉴卡》的医疗机构，需承担"由设区的市级卫生主管部门责令限制改正，给予警告，逾期不改正的，处于5000以上1万以下罚款；情节严重的，吊销其印鉴卡；对直接负责的主管人员和其他责任人员依法给予降级、撤职、开除的处分"的法律责任的违

法情形是(   )

A. 未按照保存麻醉药品和精神药品专用处方或未依规定进行处分专册登记的

B. 未取得麻醉药品和第一类精神药品处分资格的执业医师，擅自开具麻醉药品和第一类精神药品的

C. 具有处方资格的执业医师，违反规定开具麻醉药品和第一类精神药品

D. 处方调配人、核对人违反规定，未对麻醉药品和第一类精神药品处方进行核对，造成严重后果的

38. 按照《医疗机构药品监督管理办法（试行)》的规定，下列说法不正确的是（   ）

A. 医疗机构应有专业的场所和设施、设备储存药品

B. 应当按照药品产地、保质期分库存放

C. 有特殊存放要求的，应当配备相应设备

D. 过期、变质、被污染等药品应当放置在不合格库（区）

39. 谭某，女，39 岁，从微信中得知使用生长因子（属肽类激素）可以美容，就接连去了多家零售药店购买，但是一无所获。各家药店对此事有不同的解释，正确的是（   ）

A. 零售药店不能销售该药品，即使有执业医师处方也不能调配

B. 零售药店断货，要等几天进货后再告知

C. 销售时必须有执业药师指导使用，现执业药师正好不在岗，不能销售

D. 需要凭执业医师处方才能调配，由于没有医师处方，故不可以调配

40. 北京某药品生产企业拟在上海某药学专业杂志 2013 年第 10 期（月刊）上刊登处方药广告，根据《药品广告审查办法》，符合规定可以刊登的广告批准文号为（   ）

A. 京药广审（视）第 2012083202 号

B. 沪药广审（文）第 2012083203 号

C. 国药广审（文）第 2013083201 号

D. 京药广审（文）第 2013083205 号

二、配伍选择题（每题 1 分，共 50 题，共 50 分）题目分为若干组，每组题目对应同一组备选项，备选项可重复选用，也可不选用。每题只有 1 个备选项最符合题意。

A. 确认为假药　　　　　　　　　　B. 确认为劣药

C. 按假药论处　　　　　　　　　　D. 按劣药论处

41. 某药厂生产刺五加注射剂时使用了未经批准的安瓿，该药品应（   ）

42. 某药厂生产的克林霉素磷酸酯葡萄糖注射液热原检查不符合规定，该药品应（   ）

A. 承担药物咨询的责任　　　　　　B. 承担药品不良反应监测的责任

C. 特别关注患者新发生的疾病　　　D. 主动参与患者的药物治疗管理

43. 执业药师应当（   ），特别关注处于药品监测期和特殊人群使用的药品。

44. 执业药师应当（   ），发现药品不良反应时应当及时记录、填写报表并按规定逐

级上报。

45. 执业药师在日常用药咨询和药物治疗管理中，应当（　　），仔细观察患者的临床症状和不良反应，判断患者新发生的疾病是否与药品的使用有关，一旦发现应当及时纠正和上报。

46. 执业药师应当（　　），为患者合理用药、优化药物疗效提供专业服务。

    A.【成分】   B.【功能主治】/【适应证】

    C.【不良反应】   D.【注意事项】

47. 在（　　）中，根据中药、天然药物处方药说明书内容书写要求，列出用药过程中需定期检查血象、肝和肾功能。

48. 在（　　）中，根据中药、天然药物处方药说明书内容书写要求，列出处方中含有可能引起严重不良反应的成分或辅料。

    A. 有效期至 2016/31/08   B. 有效期至 2016 年 08 月

    C. 有效期至 2016 年 09 月   D. 有效期至 2016. 09. 01

49. 某药品的生产批号为 140031，生产日期为 2014 年 9 月 1 日，有效期为 2 年，其有效期可以标注为（　　）

50. 某药品的生产批号为 140051，生产日期为 2014 年 9 月 20 日，有效期为 2 年，其有效期可以标注为（　　）

    A. 知悉真情权   B. 安全保障权

    C. 自主选择权   D. 获得赔偿权

51. 根据《中华人民共和国消费者权益保护法》，药品零售企业出售的乙类非处方药时搭售保健品的，此行为侵犯了消费者的（　　）

52. 根据《中华人民共和国消费者权益保护法》，药品零售企业出售过期药品，此行为侵犯了消费者的（　　）

    A. 无需审查

    B. 由发布地工商行政管理部门审查

    C. 由发布地省级药品监督管理部门备案

    D. 由发布地省级药品监督管理部门审批

53. 根据《药品广告审查办法》，异地发布药品广告的（　　）

54. 根据《药品广告审查办法》，在指定的医学专业杂志上仅宣传处方药名称（含通用名称和商品名称）的（　　）

    A. 中药一级保护品种   B. 中药二级保护品种

    C. 一级保护的野生药材物种   D. 二级保护的野生药材物种

55. 禁止采猎的野生药材物种是（　　）

56. 资源处于衰竭状态的重要野生药材物种是（　　）

A. 基层医疗卫生机构
B. 省级以上疾病预防控制机构
C. 设区的市级以上疾病预防控制机构
D. 疫苗生产企业和疫苗批发企业

57. 根据《疫苗流通和预防接种管理条例》，可以向省级疾病预防控制机构供应第一类疫苗的是（　　）

58. 根据《疫苗流通和预防接种管理条例》，可以向疾病预防控制机构销售第二类疫苗的是（　　）

59. 根据《疫苗流通和预防接种管理条例》，可以向接种单位供应第二类疫苗的是（　　）

A. 一级召回　　　　　　　　　　B. 二级召回
C. 三级召回　　　　　　　　　　D. 四级召回

60. 根据《药品召回管理办法》，药品生产企业在作出药品召回决定后，应在 24 小时内通知有关药品经营企业、使用单位停止销售和使用的是（　　）

61. 根据《药品召回管理办法》，药品生产企业作出药品召回决定后，应在 72 小时内通知有关药品经营企业、使用单位停止销售和使用的是（　　）

62. 根据《药品召回管理办法》，药品生产企业在实施召回过程中，应每 3 日向所在地省级药品监督管理部门报告药品召回进展情况的是（　　）

63. 根据《药品召回管理办法》，药品生产企业在实施召回过程中，应每 7 日向所在地省级药品监督管理部门报告药品召回进展情况的是（　　）

A. 1 年　　　　　　　　　　　　B. 2 年
C. 3 年　　　　　　　　　　　　D. 5 年

64. 麻醉药品药用原植物种植企业专用账册的保存期限应当自药品有效期满之日起不少于（　　）

65. 疫苗生产企业的购销记录应保存的期限为超过疫苗有效期后（　　）

A. 鹿茸（梅花鹿）　　　　　　　B. 穿山甲
C. 细辛　　　　　　　　　　　　D. 何首乌

66. 根据《野生药材资源保护管理条例》的规定，属于资源严重减少的主要常用野生药材是（　　）

67. 根据《野生药材资源保护管理条例》的规定，属于濒临灭绝状态的稀有珍贵野生药材是（　　）

68. 根据《野生药材资源保护管理条例》的规定，属于分布区域缩小、资源处于衰竭状态的重要野生药材是（　　）

A. 必须在右二分之一范围内显著位置标出

B. 必须在上二分之一范围内显著位置标出

C. 必须在上三分之一范围内显著位置标出

D. 必须在右三分之一范围内显著位置标出

69. 根据《药品说明书和标签管理规定》，横版标签的药品通用名称（　　）

70. 根据《药品说明书和标签管理规定》，竖版标签的药品通用名称（　　）

A. 质量管理人员　　　　　　　　　B. 企业法定代表人或企业负责人

C. 企业质量管理部门负责人　　　　D. 企业质量负责人

71. 在药品批发企业中，人员资质要求为"应当具有大学本科学历、执业药师资格和3年以上药品经营质量管理工作经验"的是（　　）

72. 在药品零售企业中，人员资质要求为"应当具有执业药师资格"的是（　　）

A. 互联网药品交易服务　　　　　　B. 营利性互联网药品交易服务

C. 非经营性互联网药品信息服务　　D. 经营性互联网药品信息服务

73. 根据《互联网药品信息服务管理办法》，通过互联网向上网用户无偿提供公开的、共享性药品信息服务活动，属于（　　）

74. 根据《互联网药品信息服务管理办法》，通过互联网向上网用户有偿提供药品信息服务的活动，属于（　　）

A. 评价抽验　　　　　　　　　　　B. 指定检验

C. 注册检验　　　　　　　　　　　D. 监督抽验

75. 药品监督管理部门在监督检查中，对可疑药品所进行的有针对性的抽验属于（　　）

76. 每批生物制品出厂上市前，进行的强制性检验属于（　　）

A. 国务院药品监督管理部门

B. 省级药品监督管理部门

C. 县以上药品监督管理部门

D. 国务院和省、自治区、直辖市人民政府的药品监督管理部门

77. 负责进口药品审批的是（　　）

78. 负责定期公告药品质量抽查检验结果的是（　　）

A. 当日　　　　　　　　　　　　　B. 2日

C. 3日　　　　　　　　　　　　　D. 7日

79. 根据《处方管理办法》的规定，处方的有效期限一般为（　　）

80. 根据《处方管理办法》的规定，普通处方用量一般不得超过（　　）

81. 根据《处方管理办法》的规定，特殊情况下需延长处方有效期的，须处方医师注

明，且最长不得超过（　　　）

82. 根据《处方管理办法》的规定，急诊处方的用量一般不得超过（　　　）

A. 非限制使用级　　　　　　　　B. 非自主使用级
C. 限制使用级　　　　　　　　　D. 特殊使用级

83. 经长期临床应用证明安全、有效，对细菌耐药性影响较小，价格相对较低的抗菌药物是（　　　）

84. 经长期临床应用证明安全、有效，对细菌耐药性影响较大，或者价格相对较高的抗菌药物是（　　　）

85. 具有明显或者严重不良反应，不宜随意使用的抗菌药物是（　　　）

A. 根据合同约定的金额和支付方式，在依法设立的反映其生产经营活动或者行政事业经费收支的财务账上按照财务会计制度规定明确如实记载

B. 未在依法设立的反映其生产经营活动或者行政事业经费收支的财务账上按照财务会计制度规定明确如实记载，包括不记入财务账、转入其他财务账或者做假账等

C. 经营者在销售商品时，以明示并如实入账的方式给予对方的价格优惠，包括支付价款时对价款总额按一定比例即时予以扣除和支付价款总额后再按一定比例予以退还两种形式

D. 经营者销售商品时在账外暗中以现金、实物或者其他方式退给对方单位或者个人的一定比例的商品价款

86. 根据《关于禁止商业贿赂行为的暂行规定》，折扣是指（　　　）

87. 根据《关于禁止商业贿赂行为的暂行规定》，明示和入账是指（　　　）

A. 复方甘草片　　　　　　　　　B. 含可待因复方口服液体制剂
C. 含麻黄碱复方制剂　　　　　　D. 药品类易制毒化学品单方制剂

88. 列入第二类精神药品管理的是（　　　）

89. 零售药店销售时，应当查验、登记购买人身份证明，一次销售不得超过两个最小包装的是（　　　）

90. 纳入麻醉药品销售渠道经营，零食药店不得销售的是（　　　）

三、综合分析选择题（每题 1 分，共 20 题，共 20 分）题目分为若干组，每组题目基于同一个临床情景病例、实例或案例的背景信息逐题展开。每题的备选项中，只有 1 个最符合题意。

甲是药品零售连锁企业，下辖 300 余家直营门店，经营类别为处方药、甲类非处方药、乙类非处方药；经营范围为中药饮片、化学药、生物制品、中成药。甲有自建网站，2011年取得"互联网药品信息服务资格证书"，2012 年取得"互联网药品交易服务资格证书"，获准通过自建网站开展网络药品销售活动。

91. 某患者到医疗机构就诊时，医师为其开具了含麻黄碱类复方制剂处方药康泰克 3 盒。患者凭该处方到甲所属门店调配，甲的下列处理方式中，不正确的是（   ）

    A. 认为该药品属于药品零售企业禁止经营的品种，拒绝调配销售

    B. 凭患者本人身份证和处方给予调配 3 盒

    C. 认为该处方属于超剂量处方，凭患者本人身份证和处方最多给予调配 2 盒

    D. 要求患者必须回原医院修改处方和取得医师签字后方可给予调配

92. 甲的下列药品网络销售行为中，违反法律规定的是（   ）

    A. 甲自建网站展示销售药品的通用名称并在页面留下咨询电话

    B. 某消费者从甲自建网站下单购买了 1 盒非处方药培菲康，在选定的门店取药

    C. 某消费者从甲自建网站下单购买了 3 盒红霉素眼膏，由甲所属门店的执业药师递送至该消费者家中

    D. 甲通过自建网站，根据消费者提供的处方为其调配处方药安定，并将该药品递送至该消费者家中

93. 关于甲总部和所属门店经营类别及经营范围的说法，正确的是（   ）

    A. 各直营门店不需取得独立的药品经营许可证，其经营类别及经营范围与甲总部一致

    B. 各直营门店都应取得独立的药品经营许可证，其经营类别及经营范围应当与甲总部一致

    C. 各直营门店都应取得独立的药品经营许可证，经营类别应当与甲总部一致，经营范围可以与甲总部不一致

    D. 各直营门店都应取得独立的药品经营许可证，其经营类别及经营范围严禁超过甲总部

94. 2017 年 1 月和 9 月，国务院两次发布决定，取消了部分行政许可，包括第三方网络药品交易平台在内的互联网药品交易服务企业审批被取消。甲在此后的下列经营行为中，符合药品经营管理规定的是（   ）

    A. 通过自建网站销售经营范围内的所有处方药和非处方药

    B. 通过自建网站将非处方药销售给某个体诊所

    C. 通过自建网站向个人消费者提供用药咨询服务

    D. 通过自建网站将非处方药销售给某药品零售企业

（1）相关药品生产、经营企业信息

    ① 甲是 A 市的药品批发企业，质量管理部门负责人李某为注册在该企业的执业药师

    ② 乙是 A 市的一家药品零售连锁企业总部，具备处方药、非处方药经营资格，执业药师林某是该企业的质量负责人

    ③ 丙是乙所辖直营门店，位于 B 市，具备处方药、非处方药经营资格，执业药师王某是注册在该门店的唯一执业药师

    ④ 丁是 A 市的非连锁药品零售企业，只具备非处方药经营资格。

⑤　戊是药品生产企业。

（2）相关背景

执业药师："挂证"是一种严重违反执业药师职业道德操守的行为，给执业药师形象造成了恶劣的负面影响，必须予以坚决的打击和有效的遏制。国家药品监督管理局印发通知，2019年4月起，在全国范围内开展为期6个月的执业药师"挂证"专项整治行动，5月1日前全国药品零食企业必须完成自查自纠，限期整改，清退"挂证"执业药师，并做到执业药师在岗真实执业，逾期未整改或改不到位的，不得开展药品经营活动，否则将予以严肃查处。

95. 药品监督管理部门按照日常监督检查计划，对甲批发企业实施监督检查，发现该企业存在下列经营行为，其中，符合药品经营质量管理规范的是（　　）

A. 甲批发企业从戊生产企业购进的一批药品到货，企业相关岗位人员正在进行收货入库，戊生产企业承运药品的运输车辆为敞篷车

B. 甲批发企业向丁零售企业销售20盒头孢克肟分散片，并如实开具了销售发票

C. 甲批发企业向某中西医结合医院销售了10袋毒性中药饮片，并将该批药物配送该医院院内专用库房

D. 甲批发企业质量管理部门负责人李某请假一周，请假前授权该企业同样具备执业药师资格的销售部门负责人代为履行其岗位职责，并出具了授权委托书，期间甲批发企业正常营业

96. 药品监督管理部门日常监督检查发现存在下列情形，其中，符合药品监督法律法规规定的是（　　）

A. 注册在丙零售企业的执业药师王某不在岗，在处方药陈列区摆放了"执业药师不在岗，暂停销售处方药"的告示牌

B. 乙连锁企业总部的药学技术人员在经营场所设置"便民健康服务站点"，向来往行人免费发乙类非处方药使用常识宣传单，并销售乙类非处方药

C. 乙连锁企业总部林某的实际工作单位和社保缴纳单位为当地一家综合性医院

D. 丙零售企业王某实际一直在乙连锁企业总部工作

97. 国家执业药师"挂证"行动自查自纠期结束后，负责药品监督管理的部门对丙零售企业突击检查，查实注册执业药师王某系"挂证"，药品监督管理部门对其作出的相关处置，其中，不符合药品监管法律法规规定的是（　　）

A. 认定执业药师王某的"挂证"行为是严重违反药品经营质量管理规范的情形，撤销丙零售企业的"药品经营质量管理规范认证证书"

B. 吊销执业药师王某的"执业药师职业资格证书"

C. 撤销职业药师王某的"执业药师注册证"

D. 在全国执业药师注册管理信息系统对王某的"挂证"行为进行记录，并予以公示

98. 监督检查发现存在下列情形，其中，符合药品监管法律法规规定的是（　　）

A. 甲批发企业向当地某中医专科诊所销售氨酚曲马多片30盒，并如实开具了销售发票

B. 戊生产企业向携带处方上门购药的个人消费者谷某销售了 2 盒处方药

C. 甲批发企业通过自建网站向乙连锁企业总部销售了 500 盒抗病毒处方药盐酸伐昔洛韦片

D. 戊生产企业从甲批发企业处购买板蓝根颗粒 300 盒，用于发放员工福利，甲批发企业向戊生产企业如实开具了销售发票

某地区卫生行政执法机构执法人员对甲中医诊所开展日常检查时发现，该诊所内放置治疗床一张，并有针灸针等医疗器械若干。经调查，该诊所未履行审批和备案手续，医师张某持有执业医师资格证，属未经备案开展中医执业行为。执法人员当场责令整改，并依照《中华人民共和国中医药法》的相关规定，对张某的行为予以立案调查。调查发现，该诊所后堂内安装有中药制剂配制设备一套，存放有制成的中药制剂成品若干及收集的患者资料多份，涉嫌未经审批或备案擅自配制中药制剂。

99. 根据上述信息，关于甲中医诊所未经备案擅自开展执业活动的说法，正确的是（　　）

A. 甲诊所必须取得制剂批准文号才能应用传统工艺配制中药制剂

B. 应没收甲诊所违法所得，并处三万元以下罚款，依法追究刑事责任

C. 在甲诊所拒不改正的情况下，中医药主管部门可责令其停止执业活动，直接责任人员 5 年内不得从事中医药相关活动

D. 甲诊所不是中医综合医院，未经审批不能应用传统工艺配制中药制剂

100. 甲中医诊所未履行审批或备案，擅自开展中药制剂配制的法律责任是（　　）

A. 按生产假药给予处罚
B. 按生产劣药给予处罚
C. 按无证生产给予处罚
D. 按无证配制给予处罚

某市药品监督管理部门在日常检查中，发现某药品生产企业库存的复方氨基酸胶囊的生产批号，由"140509"更改为"150706"并出厂销售。另有某医疗机构工作人员丁某，明知该药品生产企业行为的实际情况，为该科室购买该批复方氨基酸胶囊并给发热患者使用。经查，该药品生产企业销售该批药品的金额为 10 万元。但未收到给患者造成健康损害的报告，不足以认定为"对人体健康造成严重危害"。

101. 上述信息中的更改生产批号的复方氨基酸胶囊应认定为（　　）

A. 假药
B. 按劣药论处
C. 劣药
D. 按假药论处

102. 根据上述信息，该药品生产企业刑事责任的认定，正确的是（　　）

A. 构成生产、销售假药罪
B. 构成生产、销售伪劣产品罪
C. 构成生产、销售劣药罪
D. 构成无证生产、经营药品罪

103. 关于上述信息中的药品生产企业和主要责任人可能承担的法律责任的说法，正确的是（　　）

A. 直接负责的主管人员和其他直接责任人员 5 年内不得从事药品生产、经营活动

B. 只需承担行政责任，不需要承担刑事责任

C. 按生产销售假药罪，处三年以上十年以下有期徒刑，并处罚金

D. 按生产销售伪劣产品罪承担刑事责任

104. 上述信息中的医疗机构工作人员丁某的行为可以认定为（　　）

    A. 生产假药　　　　　　　　　B. 销售假药

    C. 销售劣药　　　　　　　　　D. 生产劣药

某药品批发企业拟根据现行的《药品经营质量管理规范》申请药品 GSP 换证。

105. 某药品批发企业应当根据药品的质量特性对药品进行合理储存。在人工作业的库房储存药品，按质量状态实行色标管理，合格药品、不合格药品、待确定药品分别应为什么颜色（　　）

    A. 红色、黄色、绿色　　　　　B. 黄色、绿色、红色

    C. 绿色、红色、黄色　　　　　D. 红色、绿色、黄色

106. 该药品批发企业储存药品的相对湿度应为（　　）

    A. 35%～65%　　　　　　　　B. 35%～75%

    C. 45%～65%　　　　　　　　D. 45%～75%

107. 不符合现行《药品经营质量管理规范》的行为是（　　）

    A. 药品与非药品、外用药与其他药品分开存放，中药材和中药饮片分库存放

    B. 药品按批号堆码，不同批号的药品分别堆垛

    C. 药品与地面间距5厘米

    D. 仓库避光、遮光、通风、防潮、防虫、防鼠

A 综合医院已取得《麻醉药品、第一类精神药品购用印鉴卡》。注册在 A 综合医院的执业医师甲，患有癌症，在本院欲为自己开具吗啡针剂。

108. 关于 A 综合医院《麻醉药品、第一类精神药品购用印鉴卡》的说法，正确的是（　　）

    A. 《麻醉药品、第一类精神药品购用印鉴卡》有效期为5年

    B. A 综合医院向市级药品监督管理部门提出办理《麻醉药品、第一类精神药品购用印鉴卡》

    C. A 综合医院须凭《麻醉药品、第一类精神药品购用印鉴卡》向本省（区、市）范围内的定点批发企业购买麻醉药品

    D. A 综合医院麻醉药品、第一类精神药品处方资格的执业医师变更应当到市级卫生行政部门办理变更手续

109. 关于执业医师甲的麻醉药品和第一类精神药品处方资格的说法，正确的是（　　）

    A. 甲具有执业医师资格，在医院内有处方权，也自动有开具麻醉药品和第一类精神药品处方的资格

    B. 如果甲经多年工作经验积累后获得副高级职称，即可获得麻醉药品和第一类精神药品的处方资格

    C. 甲应通过省级卫生行政部门考核合格后方可授予麻醉药品和第一类精神药品的处方资格

D. 甲应经 A 综合医院培训考核合格后方可授予麻醉药品和第一类精神药品的处方资格

110. 关于执业医师甲为自己开具吗啡的说法，正确的是（　　）

A. 甲具有医师处方权，可以为自己开具麻醉药品

B. 甲具有麻醉药品和第一类精神药品的处方资格之后，才可以为自己开具麻醉药品

C. 不管甲是否具有麻醉药品和第一类精神药品处方资格，都不能为自己开具麻醉药品

D. 因疾病治疗需要，凭医疗诊断书，甲可以为自己开具麻醉药品

四、多项选择题（每题 1 分，共 10 题，共 10 分）下列每小题的备选答案中，有两个或两个以上符合题意的正确答案，多选、少选、错选、不选均不得分。

111. 省、自治区、直辖市（食品）药品监督管理部门不予批准再注册，并注销制剂批准文号的是（　　）

A. 中药注射剂　　　　　　　　　B. 市场上已有供应的品种

C. 依法应予撤销批准文号的　　　D. 未在规定时间内提出再注册申请的

112. 根据《中华人民共和国药品管理法》，下列说法正确的有（　　）

A. 中药饮片的炮制都必须遵循国家药品标准

B. 药材包装，生产企业必须对其进行质量检验

C. 药品生产工艺的改进，必须报原批准部门审核批准

D. 生产药品所需的原、辅料必须符合药用要求

113. 根据《药品召回管理办法》，对于存在安全隐患的药品，下列说法正确的有（　　）

A. 药品经营企业、使用单位发现其经营、使用的药品存在安全隐患的，应当立即停止销售或者使用该药品

B. SFDA 和省级药品监督管理部门应当建立药品召回信息公开制度

C. 药品生产企业在召回完成后，应当向所在地省级药品监督管理部门提交药品召回总结报告

D. 药品生产企业决定召回后，应在规定时间内通知药品经营企业、使用单位停止销售和使用该药品

114. 根据《中华人民共和国中医药法》，下列中医药管理事项实行备案管理的有（　　）

A. 医疗机构仅用传统工艺配制中药制剂品种

B. 委托其他取得"医疗机构制剂许可证"的医疗机构配制中药制剂

C. 在本医疗机构内炮制使用临床需要的市场上无供应的中药饮片

D. 生产符合国家规定条件的来源于古代经典名方的中药复方制剂

115. 关于药品批发企业收货与验收活动管理要求的说法，正确的有（　　）

A. 药品到货时，应当核实运输方式是否符合要求，并对照随货同行单和采购记录

核对药品

　　B. 到货药品出现破损、污染、渗液等包装异常的，应当开箱检查至最小包装

　　C. 冷藏、冷冻药品应当在冷库中待验

　　D. 对到货药品应逐件检查并验收，外包装完整的，可不开箱检查

116. 关于静脉用药的管理正确的是（　　　）

　　A. 医疗机构根据临床需要建立静脉用药调配中心（室），实行集中调配供应

　　B. 医疗机构建立的静脉用药调配中心（室）应当报省级卫生行政部门备案

　　C. 静脉用药调配中心（室）应当符合静脉用药集中调配质量管理规范，由所在地设区的市级以上卫生行政部门组织技术审核、验收，合格后方可集中调配静脉用药

　　D. 在静脉用药调配中心（室）以外调配静脉用药，参照静脉用药集中调配质量管理规范执行

117. 根据《麻醉药品和精神药品管理条例》，经营第一类精神药品的使用单位对第一类精神药品必须采取的措施包括（　　　）

　　A. 安装专用防盗门　　　　　　B. 专库具有相应的防火设施

　　C. 专库安装报警装置　　　　　D. 专库、专柜实行单人管理

118. 处方药广告发布时要求（　　　）

　　A. 不得以赠送医学、药学专业刊物等形式向公众发布处方药广告

　　B. 不得在大众传播媒介发布广告或者以其他方式进行以公众为对象的广告宣传

　　C. 不得以处方药名称或者处方药名称注册的商标以及企业字号为各种活动冠名

　　D. 处方药名称与该药品的商标、生产企业字号相同的，不得使用该商标、企业字号在医学、药学专业刊物以外的媒介变相发布广告

119. 以下关于中药一级保护品种的保护措施的叙述，正确的有（　　　）

　　A. 该品种的处方组成、工艺制法在保护期内由获得"中药保护品种证书"的生产企业和有关的药品监督管理部门、单位和个人负责保密，不得公开

　　B. 向国外转让中药一级保护品种的处方组成、工艺制法，应当按照国家有关保密的规定办理

　　C. 因特殊情况需要延长保护期的，由生产企业在该品种保护期满前3个月，依照中药品种保护的申请输程序申报

　　D. 由国家药品监督管理部门确定延长的保护期限，不得超过第一次批准的保护期限

120. 根据《抗菌药物临床应用管理办法》，医疗机构应当对抗菌药物临床应用开展调查的异常情况包括（　　　）

　　A. 企业违规销售的抗菌药物

　　B. 半年内使用量始终居于前列的抗菌药物

　　C. 经常超适应证、超剂量使用的抗菌药物

　　D. 使用量异常增长的抗菌药物

模拟试卷（三）参考答案及解析

一、最佳选择题

1. 【试题答案】 D

【试题解析】本题考查要点是"《药品经营质量管理规范》"。《药品经营质量管理规范》（GSP）是药品经营管理和质量控制的基本准则，药品经营企业应当严格执行 GSP，在药品采购、储存、销售、运输等环节采取有效的质量控制措施，确保药品质量，并按照国家有关要求建立药品追溯系统，实现药品可追溯。根据监管要求，国家食品药品监督管理总局针对企业信息化管理、药品储运温湿度自动监测、药品验收管理、药品冷链物流管理、零售连锁管理等具体要求，发布了《冷藏、冷冻药品的储存与运输管理》《药品经营企业计算机系统》《温湿度自动监测》《药品收货与验收》与《验证管理》等五个 GSP 附录，作为正文的附加条款，与正文条款具有同等效力。医疗机构药房应按照《药品经营质量管理规范》对药品采购、储存、养护进行质量管理。医疗机构药房和计划生育技术服务机构的药品采购、储存、养护等质量管理规范由国家食品药品监督管理总局与相关主管部门另行制定。因此，本题的正确答案为 D。

2. 【试题答案】 B

【试题解析】本题考查要点是"国家药品监督管理局的职责"。国家药品监督管理局负责执业药师资格准入管理。制定执业药师资格准入制度，指导监督执业药师注册工作。因此，本题的正确答案为 B。

3. 【试题答案】 D

【试题解析】本题考查要点是"需要从国家基本药物目录中调出的品种"。《国家基本药物目录管理办法》第十条规定，属于下列情形之一的品种，应当从国家基本药物目录中调出：①药品标准被取消的。②国家食品药品监督管理部门撤销其药品批准证明文件的。③发生严重不良反应，经评估不宜再作为国家基本药物使用的。④根据药物经济学评价，可被风险效益比或成本效益比更优的品种所替代的。⑤国家基本药物工作委员会认为应当调出的其他情形。因此，本题的正确答案为 D。

4. 【试题答案】 C

【试题解析】本题考查要点是"'医疗机构制剂许可证'的管理"。《医疗机构制剂配制监督管理办法（试行）》第十七条规定，"医疗机构制剂许可证"变更分为许可事项变更和登记事项变更。许可事项变更是指制剂室负责人、配制地址、配制范围的变更。登记事项变更是指医疗机构名称、医疗机构类别、法定代表人、注册地址等事项的变更。因此，本题的正确答案为 C。

5. 【试题答案】 A

【试题解析】本题考查要点是"为生产、销售假药、劣药提供运输、保管、仓储等便利条件的主体应承担的法律责任"。《最高人民法院、最高人民检察院关于办理危害药品安全刑事案件适用法律若干问题的解释》第八条规定，明知他人生产、销售假药、劣药，而有下列情形之一的，以共同犯罪论处：①提供资金、贷款、账号、发票、证明、许可证件的；②提供生产、经营场所、设备或者运输、储存、保管、邮寄、网络销售渠道等便利条件的；③提供生产技术或者原料、辅料、包装材料、标签、说明书的；④提供广告宣传等帮助行为的。因此，本题的正确答案为 A。

6. 【试题答案】 C

【试题解析】本题考查要点是"GMP 认证的主要程序"。GMP 认证的主要程序有：①申请、受理与审查；②现场检查；③审批与发证；④跟踪检查；⑤"药品 GMP 证书"管理。因此，本题的正确答案为 C。

7. 【试题答案】 D

【试题解析】本题考查要点是"药品注册管理"。补充申请，是指新药申请、仿制药申请或进口药品申请经批准后，改变、增加或者取消原批准事项或者内容的注册申请。对已上市药品改变剂型、改变给药途径、增加新适应证的药品注册按照新药申请的程序申报。因此，本题的正确答案为 D。

8. 【试题答案】 D

【试题解析】本题考查要点是"毒性中药饮片定点生产管理和经营管理的规定"。对于市场需求量大、毒性药材生产较多的地区，定点要合理布局，相对集中，按省区确定 2～3 个定点企业。对于一些产地集中的毒性中药材品种，如朱砂、雄黄、附子等，要全国集中统一定点生产，供全国使用。逐步实现以毒性中药材主产区为中心，择优定点。定点生产的毒性中药饮片，应销往具有经营毒性中药饮片资格的经营单位或直销到医疗单位。毒性中药饮片必须按照国家有关规定，实行专人、专库（柜）、专账、专用衡器，双人双锁保管。做到账、货、卡相符。因此，本题的正确答案为 D。

9. 【试题答案】 C

【试题解析】本题考查要点是"可以参与药品经营活动的部门"。《中华人民共和国药品管理法》第六十九条规定，药品监督管理部门及其设置的药品检验机构和确定的专业从事药品检验的机构不得参与药品生产经营活动，不得以其名义推荐或者监制、监销药品。药品监督管理部门及其设置的药品检验机构和确定的专业从事药品检验的机构的工作人员不得参与药品生产经营活动。从以上分析可以看出，只有选项 C 可以参与药品经营活动。因此，本题的正确答案为 C。

10. 【试题答案】 C

【试题解析】本题考查要点是"药品召回管理办法"。药品召回是指药品生产企业（包括进口药品的境外制药厂商）按照规定程序收回已上市销售的存在安全隐患的药品。安全隐患是指，由于研发、生产等原因可能使药品具有的危及人体健康和生命安全的不合理危险。药品召回分为主动召回和责令召回。根据药品安全隐患的严重程度，药品召回分为三级：对使用该药品可能引起严重健康危害的实施一级召回；对使用该药品可能引起暂时的或者可逆的健康危害的实施二级召回；对使用该药品一般不会引起健康危害，但由于其他原因需要收回的实施三级召回。因此，本题的正确答案为 C。

11. 【试题答案】　D

【试题解析】　本题考查要点是"互联网药品交易服务的管理"。《互联网药品交易服务审批暂行规定》第二条规定，互联网药品交易服务，是指通过互联网提供药品（包括医疗器械、直接接触药品的包装材料和容器）交易服务的电子商务活动。所以，选项 A 的叙述是正确的。第四条规定，从事互联网药品交易服务的企业必须经过审查验收并取得互联网药品交易服务机构资格证书。互联网药品交易服务机构的验收标准由国家食品药品监督管理总局统一制定。互联网药品交易服务机构资格证书由国家食品药品监督管理总局统一印制，有效期 5 年。所以，选项 B、C 的叙述是正确的。第五条规定，国家食品药品监督管理总局对为药品生产企业、药品经营企业和医疗机构之间的互联网药品交易提供服务的企业进行审批。省、自治区、直辖市（食品）药品监督管理部门对本行政区域内通过自身网站与本企业成员之外的其他企业进行互联网药品交易的药品生产企业、药品批发企业和向个人消费者提供互联网药品交易服务的企业进行审批。选项 D 的叙述不正确。因此，本题的正确答案为 D。

12. 【试题答案】　A

【试题解析】　本题考查要点是"药事管理组织和药学部门"。制定本机构药品处方集和基本用药供应目录是药事管理与药物治疗学委员会的职责之一。二级以上医院应当设立药事管理与药物治疗学委员会，其他医疗机构应当成立药事管理与药物治疗学组。药事管理组织是促进临床合理用药、科学管理医疗机构药事工作、具有学术研究性质的内部咨询机构，既不是行政管理部门，也不属于常设机构。药学部门具体负责药品管理、药学专业技术服务和药事管理工作。因此，本题的正确答案为 A。

13. 【试题答案】　C

【试题解析】　本题考查要点是"中药注射剂说明书的内容"。《药品说明书和标签管理规定》第十一条规定，药品说明书应当列出全部活性成分或者组方中的全部中药药味。注射剂和非处方药还应当列出所用的全部辅料名称。药品处方中含有可能引起严重不良反应的成分或者辅料的，应当予以说明。因此，本题的正确答案为 C。

14. 【试题答案】　D

【试题解析】　本题考查要点是"法律效力的层次"。《中华人民共和国药品管理法》由全国人大常委会制定，属于法律；其他由国务院有关部委制定，属于部门规章；法规的效力高于行政法规、地方性法规、规章。因此，本题的正确答案为 D。

15. 【试题答案】　B

【试题解析】　本题考查要点是"药品管理法律法规"。《中华人民共和国消费者权益保护法》第九条规定：消费者有自主选择商品或者服务的权利。消费者有权自主选择提供商品或者服务的经营者，自主选择商品品种或者服务方式，自主决定购买或者不购买任何一种商品，接受或者不接受任何一项服务。消费者在自主选择商品或者服务时，有权进行比较、鉴别和挑选。因此，本题的正确答案为 B。

16. 【试题答案】　C

【试题解析】　本题考查要点是"医疗用毒性药品的生产、经营管理"。医疗机构供应和调配毒性药品，须凭执业医师签名的正式处方。具有毒性药品经营资格的零售药店，供应和调配毒性药品时，须凭盖有执业医师所在的医疗机构公章的正式处方。每次处方剂量不得超过两日极量。调配处方时，必须认真负责，计量准确，按医嘱注明要求，并由配方人员及具有药师以上技术职称的复核人员签名盖章后方可发出。对处方未注明"生用"的毒性中药，应当付炮制品。毒性药品的生产企业生产毒性药品，每次配料，必须经两人以上复核无误，并详细记录每次生产所用原料和成品数，经手人要签字备查。医疗用毒性药品专有标志的样式是黑白相间，黑底白字。因此，本题的正确答案为 C。

17. 【试题答案】 D

【试题解析】本题考查要点是"毒性药品的管理和使用"。《医疗用毒性药品管理办法》第六条第二款规定，毒性药品的包装容器上必须印有毒药标志，在运输毒性药品的过程中，应当采取有效措施，防止发生事故。所以，选项 A 的叙述是不正确的。第十一条规定，对违反本办法中的规定，擅自生产、收购、经营毒性药品的单位或者个人，由县以上卫生行政部门没收其全部毒性药品，并处以警告或按非法所得的 5 至 10 倍罚款。情节严重、致人伤残或死亡，构成犯罪的，由司法机关依法追究其刑事责任。所以，选项 B 的叙述是不正确的。第九条规定，医疗单位供应和调配毒性药品，凭医生签名的正式处方。国营药店供应和调配毒性药品，凭盖有医生所在的医疗单位公章的正式处方。每次处方剂量不得超过 2 日极量。调配处方时，必须认真负责，计量准确，按医嘱注明要求，并由配方人员及具有药师以上技术职称的复核人员签名盖章后方可发出。对处方未注明"生用"的毒性中药，应当付炮制品。所以，选项 C 的叙述是不正确的。因此，本题的正确答案为 D。

18. 【试题答案】 C

【试题解析】本题考查要点是"《医疗用毒性药品管理办法》的相关规定"。《医疗用毒性药品管理办法》第六条规定，收购、经营、加工、使用毒性药品的单位必须建立健全保管、验收、领发、核对等制度，严防收假、发错，严禁与其他药品混杂，做到划定仓间或仓位，专柜加锁并由专人保管。毒性药品的包装容器上必须印有毒药标志。在运输毒性药品的过程中，应当采取有效措施，防止发生事故。所以，选项 C 的叙述是正确的。第三条规定，毒性药品年度生产、收购、供应和配制计划，由省、自治区、直辖市医药管理部门根据医疗需要制定，经省、自治区、直辖市卫生行政部门审核后，由医药管理部门下达给指定的毒性药品生产、收购、供应单位，并抄报卫生部、国家医药管理局和国家中医药管理局。生产单位不得擅自改变生产计划，自行销售。所以，选项 A 的叙述是不正确的。第九条规定，对处方未注明"生用"的毒性中药，应当付炮制品。处方一次有效，取药后处方保存 2 年备查。所以，选项 B、D 的叙述均是不正确的。因此，本题的正确答案为 C。

19. 【试题答案】 B

【试题解析】本题考查要点是"《中药品种保护条例》的适用范围"。《中药品种保护条例》属于国务院颁发的行政法规。适用于中国境内生产制造的中药品种，包括中成药、天然药物的提取物及其制剂和中药人工制成品。申请专利的中药品种，依照专利法的规定办理，不适用本条例。因此，本题的正确答案为 B。

20.【试题答案】 C

【试题解析】本题考查要点是"药品广告批准文号的申请"。《药品广告审查办法》第十六条规定，经批准的药品广告，在发布时不得更改广告内容。药品广告内容需要改动的，应当重新申请药品广告批准文号。因此，本题的正确答案为C。

21.【试题答案】 B

【试题解析】本题考查要点是"麻醉药品和精神药品购销"。由于特殊地理位置的原因，区域性批发企业需要就近向其他省、自治区、直辖市行政区域内取得麻醉药品和第一类精神药品使用资格的医疗机构销售麻醉药品和第一类精神药品的，应当经企业所在地省级药品监督管理部门批准。因此，本题的正确答案为B。

22.【试题答案】 A

【试题解析】本题考查要点是"药品质量监督检验的类型"。指定检验是指国家法律或国务院药品监督管理部门规定某些药品在销售前或者进口时，指定药品检验机构进行检验。《中华人民共和国药品管理法》规定下列药品在销售前或者进口时，必须经过指定药品检验机构进行检验，检验不合格的，不得销售或者进口：①国务院药品监督管理部门规定的生物制品；②首次在中国销售的药品；③国务院规定的其他药品。因此，本题的正确答案为A。

23.【试题答案】 D

【试题解析】本题考查要点是"说明书、标签的印制和文字表述"。药品标签不得印制"××省专销""原装正品""进口原料""驰名商标""专利药品""××监制""××总经销""××总代理"等字样。但是，"企业防伪标识""企业识别码""企业形象标志"等文字图案可以印制。以企业名称等作为标签底纹的，不得以突出显示某一名称来弱化药品通用名称。"印刷企业""印刷批次"等与药品的使用无关的，不得在药品标签中标注。因此，本题的正确答案为D。

24.【试题答案】 D

【试题解析】本题考查要点是"生产、销售假药的刑事责任"。应当酌情从重处罚的情形包括：①生产、销售的假药以孕产妇、婴幼儿、儿童或者危重病人为主要使用对象的；②生产、销售的假药属于麻醉药品、精神药品、医疗用毒性药品、放射性药品、避孕药品、血液制品、疫苗的；③生产、销售的假药属于注射剂药品、急救药品的；④医疗机构、医疗机构工作人员生产、销售假药的；⑤在自然灾害、事故灾难、公共卫生事件、社会安全事件等突发事件期间，生产、销售用于应对突发事件的假药的；⑥两年内曾因危害药品安全违法犯罪活动受过行政处罚或者刑事处罚的；⑦其他应当酌情从重处罚的情形。因此，本题的正确答案为D。

25.【试题答案】 D

【试题解析】本题考查要点是"药品管理"。《中华人民共和国药品管理法》第四十二条规定，国务院药品监督管理部门对已经批准生产或者进口的药品，应当组织调查；对疗效不确、不良反应大或者其他原因危害人体健康的药品，应当撤销批准文号或者进口药品注册证书。已被撤销批准文号或者进口药品注册证书的药品，不得生产或者进口、销售和使用；

已经生产或者进口的，由当地药品监督管理部门监督销毁或者处理。本题中，有一个限定词"进口药品"。因此，本题的正确答案为D。

26. 【试题答案】　D

【试题解析】本题考查要点是"药品不良反应报告制度"。《药品不良反应报告和监测管理办法》第三条规定，国家实行药品不良反应报告制度。药品生产企业（包括进口药品的境外制药厂商）、药品经营企业、医疗机构应当按照规定报告所发现的药品不良反应。所以，选项D符合题意。选项A：处方药和非处方药实行分类管理制度；选项B：医疗机构应当建立处方点评制度；选项C：执业药师注册实行登记制度。因此，本题的正确答案为D。

27. 【试题答案】　C

【试题解析】本题考查要点是"药品广告的内容"。药品广告中必须标明药品的通用名称、忠告语、药品广告批准文号、药品生产批准文号。药品广告必须标明药品生产企业或者药品经营企业名称，不得单独出现"咨询热线""咨询电话"等内容。因此，本题的正确答案为C。

28. 【试题答案】　D

【试题解析】本题考查要点是"消费者的权利"。真情知悉权是指，消费者享有知悉其购买、使用的商品或者接受的服务的真实情况的权利。消费者有权根据商品或者服务的不同情况，要求经营者提供商品的价格、产地、生产者、用途、性能、规格、等级、主要成分、生产日期、有效期限、检验合格证明、使用方法说明书、售后服务，或者服务的内容、规格、费用等有关情况。因此，本题的正确答案为D。

29. 【试题答案】　B

【试题解析】本题考查要点是"生产、销售假药罪的处罚"。《中华人民共和国刑法》第一百四十五条规定，生产不符合保障人体健康的国家标准、行业标准的医疗器械、医用卫生材料，或者销售明知是不符合保障人体健康的国家标准、行业标准的医疗器械、医用卫生材料，足以严重危害人体健康的，处3年以下有期徒刑或者拘役，并处销售金额50%以上2倍以下罚金；对人体健康造成严重危害的，处3年以上10年以下有期徒刑，并处销售金额50%以上2倍以下罚金；后果特别严重的，处10年以上有期徒刑或者无期徒刑，并处销售金额50%以上2倍以下罚金或者没收财产。因此，本题的正确答案为B。

30. 【试题答案】　A

【试题解析】本题考查要点是"非处方药专有标识图案"。《非处方药专有标识管理规定（暂行）》第五条规定，非处方药专有标识图案分为红色和绿色。红色专有标识用于甲类非处方药药品，绿色专有标识用于乙类非处方药药品和用作指南性标志。因此，本题的正确答案为A。

31. 【试题答案】　C

【试题解析】本题考查要点是"保健食品、特殊医学配方食品和婴幼儿配方食品管理"。婴幼儿配方食品生产企业应当实施从原料进厂到成品出厂的全过程质量控制，对出厂的婴幼儿配方食品实施逐批检验，保证食品安全。《食品安全法》将特殊医学用途配方食品参照药品管理的要求予以对待，规定该类食品应当经国家药品监督管理部门注册。特殊医学用途配方食品广告也参照药品广告的有关管理规定予以处理。婴幼儿配方食品生产企业应当将食品原料、食品添加剂、产品配方及标签等事项向省、自治区、直辖市人民政府药品监督管理部门备案。婴幼儿配方乳粉的产品配方应当经国务院药品监督管理部门注册。因此，本题的正确答案为C。

32．【试题答案】　B

【试题解析】本题考查要点是"按劣药论处的情形"。《中华人民共和国药品管理法》第四十九条规定，禁止生产、销售劣药。药品成分的含量不符合国家药品标准的，为劣药。有下列情形之一的药品，按劣药论处：①未标明有效期或者更改有效期的；②不注明或者更改生产批号的；③超过有效期的；④直接接触药品的包装材料和容器未经批准的；⑤擅自添加着色剂、防腐剂、香料、矫味剂及辅料的；⑥其他不符合药品标准规定的。根据第②点可知，选项B应按劣药论处。选项A、C、D均属于按假药论处的情形。因此，本题的正确答案为B。

33．【试题答案】　D

【试题解析】本题考查要点是"《关于进一步改革完善药品生产流通使用政策的若干意见》的内容"。卫生健康、商务等部门要制定购销合同范本，督促购销双方依法签订合同并严格履行。故A错。药品生产、流通企业要履行社会责任，保证药品及时生产、配送，医疗机构等采购方要及时结算货款。对违反合同约定，配送不及时影响临床用药或拒绝提供偏远地区配送服务的企业，省级药品采购机构应督促其限期整改。故B错误，D对。公立医院药品配送要兼顾基层供应，特别是向广大农村地区倾斜。故C错误。因此，本题的正确答案为D。

34．【试题答案】　D

【试题解析】本题考查要点是"医疗机构中药制剂管理"。《中华人民共和国中医药法》第三十二条规定，医疗机构配制的中药制剂品种，应当依法取得制剂批准文号。但是，仅应用传统工艺配制的中药制剂品种，向医疗机构所在地省、自治区、直辖市人民政府药品监督管理部门备案后即可配制，不需要取得制剂批准文号。因此，本题的正确答案为D。

35．【试题答案】　D

【试题解析】本题考查要点是"疫苗的分类"。《疫苗流通和预防接种管理条例》第二条规定，疫苗分为两类。第一类疫苗，是指政府免费向公民提供，公民应当依照政府的规定受种的疫苗，包括国家免疫规划确定的疫苗，省、自治区、直辖市人民政府在执行国家免疫规划时增加的疫苗，以及县级以上人民政府或者其卫生主管部门组织的应急接种或者群体性预防接种所使用的疫苗；第二类疫苗，是指由公民自费并且自愿受种的其他疫苗。所以，选项D属于第二类疫苗。因此，本题的正确答案为D。

36．【试题答案】　C

【试题解析】本题考查要点是"申请《印鉴卡》的医疗机构应当符合的条件"。《麻醉药品、第一类精神药品购用印鉴卡管理规定》第三条规定，申请《印鉴卡》的医疗机构应当符合下列条件：①有与使用麻醉药品和第一类精神药品相关的诊疗科目；②具有经过麻醉药品和第一类精神药品培训的、专职从事麻醉药品和第一类精神药品管理的药学专业技术人员；③有获得麻醉药品和第一类精神药品处方资格的执业医师；④有保证麻醉药品和第一类精神药品安全储存的设施和管理制度。选项 C 不属于申请《印鉴卡》的医疗机构应当符合的条件。因此，本题的正确答案为 C。

37. 【试题答案】 A

【试题解析】本题考查要点是"麻醉药品和精神药品管理条理"。根据《麻醉药品和精神药品管理条例》第 72 条的规定，取得印鉴卡的医疗机构违反《麻醉药品和精神药品管理条例》的规定，有下列情形之一，由设区的市级卫生主管部门责令限期改正，给予警告；逾期不改正的，处五千元以上一万元以下罚款，情节严重的，吊销其印鉴卡并处分主管人员和责任人员：①未依规定购买、储存麻醉药品和一类精神药品的；②未依规定保存麻醉药品和精神药品专用处方或未依规定进行处方专册登记的；③未依规定报告麻醉药品、精神药品的进货、库存、使用数量；④紧急借用麻醉药品和一类精神药品后未备案的；⑤未依规定销毁麻醉药品的。因此，本题的正确答案为 A。

38. 【试题答案】 B

【试题解析】本题考查要点是"医疗机构药品存储的具体要求"。《医疗机构药品监督管理办法（试行）》规定：①医疗机构应有专业的场所和设施、设备储存药品。医疗机构需要在急诊室、病区护士站等场所临时存放药品的，应当配备符合药品存放条件的专柜。有特殊存放要求的，应当配备相应设备。②医疗机构储存药品，应当按照药品属性和类别分库、分区、分垛存放，并实行色标管理。药品与非药品分开存放；中药饮片、中成药、化学药品分别储存、分类存放；过期、变质、被污染等药品应当放置在不合格库（区）。因此，本题的正确答案为 B。

39. 【试题答案】 A

【试题解析】本题考查要点是"零售药店不得经营的药品"。零售药店不得经营的九大类药品：麻醉药品、放射性药品、一类精神药品、终止妊娠药品、蛋白同化制剂、肽类激素（胰岛素除外）、药品类易制毒化学品、疫苗，以及我国法律法规规定的其他药品零售企业不得经营的药品。因此，本题的正确答案为 A。

40. 【试题答案】 D

【试题解析】本题考查要点是"药品广告批准文号有效期以及广告批准文号的格式"。《药品广告审查办法》第三十条规定，药品广告批准文号为"X 药广审（视）第 0000000000 号""X 药广审（声）第 0000000000 号""X 药广审（文）第 0000000000 号"。其中"X"为各省、自治区、直辖市的简称。"0"为由 10 位数字组成，前 6 位代表审查年月，后 4 位代表广告批准序号。"视""声""文"代表用于广告媒介形式的分类代号。第十五条规定，药品广告批准文号有效期为 1 年，到期作废。本杂志是月刊，所以第 10 期就是 10 月份，发布广告的时间是 2013 年 10 月。选项 A、B 中的文号在 2013 年 8 月已过期，所以不能作为发布广告的合法依据。且选项 A 书写的分类代号不正确，应为"文"。选项 C 中，药品广告是由省级药监部门审批，并不是国家局审批，所以开头应为各省、自治区、直辖市的简称。因此，本题的正确答案为 D。

二、配伍选择题

41～42.【试题答案】 D、C

【试题解析】本组题考查要点是"假、劣药的认定"。《中华人民共和国药品管理法》第四十九条规定，禁止生产、销售劣药。药品成分的含量不符合国家药品标准的，为劣药。有下列情形之一的药品，按劣药论处：①未标明有效期或者更改有效期的；②不注明或者更改生产批号的；③超过有效期的；④直接接触药品的包装材料和容器未经批准的；⑤擅自添加着色剂、防腐剂、香料、矫味剂及辅料的；⑥其他不符合药品标准规定的。

第四十八条规定，禁止生产（包括配制，下同）、销售假药。有下列情形之一的，为假药：①药品所含成分与国家药品标准规定的成分不符的；②以非药品冒充药品或者以他种药品冒充此种药品的。有下列情形之一的药品，按假药论处：①国务院药品监督管理部门规定禁止使用的；②依照本法必须批准而未经批准生产、进口，或者依照本法必须检验而未经检验即销售的；③变质的；④被污染的；⑤使用依照本法必须取得批准文号而未取得批准文号的原料药生产的；⑥所标明的适应证或者功能主治超出规定范围的。

43～46.【试题答案】 B、B、C、D

【试题解析】本组题考查要点是"《执业药师业务规范》不良反应监测"。《执业药师业务规范》第三十三条规定，执业药师应当承担药品不良反应监测的责任，对使用药品进行跟踪，特别关注处于药品监测期和特殊人群使用的药品。发现药品不良反应时，应当及时记录、填写报表并按《药品不良反应报告和监测管理办法》的规定上报。第三十四条规定，执业药师在日常用药咨询和药物治疗管理中，应当特别关注患者新发生的疾病，仔细观察患者的临床症状和不良反应，判断患者新发生的疾病是否与药品的使用有关，一旦发现应当及时纠正和上报。第二十二条规定，执业药师应当主动参与患者的药物治疗管理，为患者合理用药、优化药物疗效提供专业服务。

47～48.【试题答案】 D、A

【试题解析】本组题考查要点是"中药、天然药物处方药说明书内容书写要求"。【注意事项】列出使用时必须注意的问题，包括需要慎用的情况（如肝、肾功能的问题），影响药物疗效的因素（如食物、烟、酒），用药过程中需观察的情况（如过敏反应、定期检查血象、肝功能、肾功能）及用药对于临床检验的影响等。如有药物滥用或者药物依赖性内容，应在该项下列出。如有与中医理论有关的证候、配伍、妊娠、饮食等注意事项，应在该项下列出。处方中如含有可能引起严重不良反应的成分或辅料，应在该项下列出。注射剂如需进行皮内敏感试验的，应在该项下列出。中药和化学药品组成的复方制剂，必须列出成分中化学药品的相关内容及注意事项。尚不清楚有无注意事项的，可在该项下以"尚不明确"来表述。

【成分】应列出处方中所有的药味或有效部位、有效成分等。注射剂还应列出所用的全部辅料名称；处方中含有可能引起严重不良反应的辅料的，在该项下也应列出该辅料名称。成分排序应与国家批准的该品种药品标准一致，辅料列于成分之后。对于处方已列入国家秘密技术项目的品种，以及获得中药一级保护的品种，可不列此项。

49~50.【试题答案】　B、B

【试题解析】本题考查要点是"药品标签上药品有效期的规定"。药品标签中的有效期应当按照年、月、日的顺序标注，年份用四位数字表示，月、日各用两位数表示。其具体标注格式为"有效期至×××年××月"或者"有效期至×××年××月××日"；也可以用数字和其他符号表示为"有效期至××××．××．"或者"有效期至××××/××/××"等。有效期若标注到日，应当为起算日期对应年月日的前一天；若标注到月，应当为起算月份对应年月的前一月。

51~52.【试题答案】　C、B

【试题解析】本组题考查要点是"消费者的权益"。《中华人民共和国消费者权益保护法》第九条规定，消费者享有自主选择商品或者服务的权利。消费者有权自主选择提供商品或者服务的经营者，自主选择商品品种或者服务方式，自主决定购买或者不购买任何一种商品、接受或者不接受任何一项服务。消费者在自主选择商品或者服务时，有权进行比较、鉴别和挑选。故药品零售企业出售乙类非处方药时搭售保健品的行为侵犯了消费者的自主选择权。

《中华人民共和国消费者权益保护法》第七条规定，消费者在购买、使用商品和接受服务时享有人身、财产安全不受损害的权利。消费者有权要求经营者提供的商品和服务，符合保障人身、财产安全的要求。销售过期药品，可能会对消费者造成健康危害。所以药品零售企业出售过期药品的行为侵犯了消费者的安全保障权。

53~54.【试题答案】　C、A

【试题解析】本组题考查要点是"异地发布药品广告的要求"。《药品广告审查办法》第十二条规定，在药品生产企业所在地和进口药品代理机构所在地以外的省、自治区、直辖市发布药品广告的（以下简称异地发布药品广告），在发布前应当到发布地药品广告审查机关办理备案。第二条规定，非处方药仅宣传药品名称（含药品通用名称和药品商品名称）的，或者处方药在指定的医学药学专业刊物上仅宣传药品名称（含药品通用名称和药品商品名称）的，无须审查。

55~56.【试题答案】　C、D

【试题解析】本组题考查要点是"国家重点保护野生药材物种的分级和采猎管理规定"。国家重点保护的野生药材物种分为三级管理：①一级：濒临灭绝状态的稀有珍贵野生药材物种。②二级：分布区域缩小，资源处于衰竭状态的重要野生药材物种。③三级：资源严重减少的主要常用野生药材物种。

国家重点保护野生药材的采猎管理规定有：①一级保护野生药材物种：禁止采猎一级保护野生药材物种。②二、三级保护野生药材物种：采猎、收购二、三级保护野生药材物种必须按照批准的计划执行。采猎者必须持有采药证，需要进行采伐或狩猎的，必须申请采伐证或狩猎证。不得在禁止采猎区、禁止采猎期采猎二、三级保护野生药材物种，并不得使用禁用工具进行采猎。二、三级保护野生药材物种属于国家计划管理的品种，由中国药材公司统一经营管理，其余品种由产地县药材公司或其委托单位按照计划收购。

57~59.【试题答案】 D、D、D

【试题解析】本组题考查要点是"疫苗流通"。《疫苗流通和预防接种管理条例》第十三条规定,疫苗生产企业或者疫苗批发企业应当按照政府采购合同的约定,向省级疾病预防控制机构或者其指定的其他疾病预防控制机构供应第一类疫苗,不得向其他单位或者个人供应。第十五条规定,疫苗生产企业可以向疾病预防控制机构、接种单位、疫苗批发企业销售本企业生产的第二类疫苗。疫苗批发企业可以向疾病预防控制机构、接种单位、其他疫苗批发企业销售第二类疫苗。县级疾病预防控制机构可以向接种单位供应第二类疫苗;设区的市级以上疾病预防控制机构不得直接向接种单位供应第二类疫苗。

60~63.【试题答案】 A、C、B、C

【试题解析】本组题考查要点是"召回的情形"。《药品召回管理办法》第十六条规定,药品生产企业在作出药品召回决定后,应当制定召回计划并组织实施,一级召回在 24 小时内,二级召回在 48 小时内,三级召回在 72 小时内,通知到有关药品经营企业、使用单位停止销售和使用,同时向所在地省、自治区、直辖市药品监督管理部门报告。第二十一条规定,药品生产企业在实施召回的过程中,一级召回每日、二级召回每 3 日、三级召回每 7 日,向所在地省、自治区、直辖市药品监督管理部门报告药品召回进展情况。

64~65.【试题答案】 D、B

【试题解析】本组题考查要点是"储存期限"。《麻醉药品和精神药品管理条例》第四十八条规定,麻醉药品药用原植物种植企业、定点生产企业、全国性批发企业和区域性批发企业、国家设立的麻醉药品储存单位以及麻醉药品和第一类精神药品的使用单位,应当配备专人负责管理工作,并建立储存麻醉药品和第一类精神药品的专用账册。药品入库双人验收,出库双人复核,做到账物相符。专用账册的保存期限应当自药品有效期期满之日起不少于 5 年。第十八条规定,疫苗生产企业、疫苗批发企业应当依照药品管理法和国务院药品监督管理部门的规定,建立真实、完整的购销记录,并保存至超过疫苗有效期 2 年备查。疾病预防控制机构应当依照国务院卫生主管部门的规定,建立真实、完整的购进、分发、供应记录,并保存至超过疫苗有效期 2 年备查。

66~68.【试题答案】 C、A、B

【试题解析】本组题考查要点是"国家重点保护野生药材物种的药材名称"。《野生药材资源保护管理条例》规定,国家重点保护的野生药材物种分为三级:①一级:濒临灭绝状态的稀有珍贵野生药材物种。包括:虎骨、豹骨、羚羊角、鹿茸(梅花鹿)。选项 A 属于此范畴。②二级:分布区域缩小、资源处于衰竭状态的重要野生药材物种。包括:鹿茸(马鹿)、麝香(3 个品种)、熊胆(2 个品种)、穿山甲、蟾酥(2 个品种)、哈蟆油、金钱白花蛇、乌梢蛇、蕲蛇、蛤蚧、甘草(3 个品种)、黄连(3 个品种)、人参、杜仲、厚朴(2 个品种)、黄柏(2 个品种)、血竭。选项 B 属于此范畴。③三级:资源严重减少的主要常用野生药材物种。包括:川贝母(4 个品种)、伊贝母(2 个品种)、刺五加、黄芩、天冬、猪苓、龙胆(4 个品种)、防风、远志(2 个品种)、胡黄连、肉苁蓉、秦艽(4 个品种)、细辛(3 个品种)、紫草、五味子(2 个品种)、蔓荆子(2 个品种)、诃子(2 个品种)、山茱萸、石斛(5 个品种)、阿魏(2 个品种)、连翘(2 个品种)、羌活(2 个品种)。选项 C 属于此范畴。

69～70. 【试题答案】　C、D

【试题解析】本组题考查要点是"药品通用名称的印制"。第二十五条药品通用名称应当显著、突出，其字体、字号和颜色必须一致，并符合以下要求：①对于横版标签，必须在上三分之一范围内显著位置标出；对于竖版标签，必须在右三分之一范围内显著位置标出；②不得选用草书、篆书等不易识别的字体，不得使用斜体、中空、阴影等形式对字体进行修饰；③字体颜色应当使用黑色或者白色，与相应的浅色或者深色背景形成强烈反差；④除因包装尺寸的限制而无法同行书写的，不得分行书写。

71～72. 【试题答案】　D、B

【试题解析】本组题考查要点是"药品批发、零售企业的人员资质要求"。药品批发企业中的企业质量负责人应具有大学本科以上学历、执业药师资格和3年以上药品经营质量管理工作经历，在质量管理工作中具备正确判断和保障实施的能力。药品零售企业中的企业法定代表人或者企业负责人应具有执业药师资格；企业应当按照国家有关规定配备执业药师，负责处方审核，指导合理用药。

73～74. 【试题答案】　C、D

【试题解析】本组题考查要点是"互联网药品信息服务的分类"。《互联网药品信息服务管理办法》第三条规定，互联网药品信息服务分为经营性和非经营性两类。经营性互联网药品信息服务是指通过互联网向上网用户有偿提供药品信息等服务的活动。非经营性互联网药品信息服务是指通过互联网向上网用户无偿提供公开的、共享性药品信息等服务的活动。

75～76. 【试题答案】　D、B

【试题解析】本组题考查要点是"药品质量监督检验的类型"。监督抽验是药品监督管理部门在药品监督管理工作中，为保证人民群众用药安全而对监督检查中发现的质量可疑药品所进行的有针对性的抽验。指定检验是指国家法律或国家药品监督管理部门规定某些药品在销售前或者进口时，必须经过指定药品检验机构检验，检验合格的，才准予销售的强制性药品检验。

77～78. 【试题答案】　A、D

【试题解析】本组题考查要点是"药品审批的部门"。《中华人民共和国药品管理法》第三十九条规定，药品进口，须经国务院药品监督管理部门组织审查，经审查确认符合质量标准、安全有效的，方可批准进口，并发给进口药品注册证书。医疗单位临床急需或者个人自用进口的少量药品，按照国家有关规定办理进口手续。《中华人民共和国药品管理法》第六十五条规定，国务院和省、自治区、直辖市人民政府的药品监督管理部门应当定期公告药品质量抽查检验的结果；公告不当的，必须在原公告范围内予以更正。

79～82. 【试题答案】　A、D、C、C

【试题解析】本组题考查要点是"处方有效期和一般用量"。《处方管理办法》第十八条规定，处方开具当日有效。特殊情况下需延长有效期的，由开具处方的医师注明有效期限，但有效期最长不得超过3天。第十九条规定，处方一般不得超过7日用量；急诊处方一般不得超过 3 日用量；对于某些慢性病、老年病或特殊情况，处方用量可适当延长，但医师应当注明理由。医疗用毒性药品、放射性药品的处方用量应当严格按照国家有关规定执行。

83~85.【试题答案】 A、C、D

【试题解析】本组题考查要点是"抗菌药物的分级"。《抗菌药物临床应用管理办法》第六条规定，抗菌药物临床应用实行分级管理。根据安全性、疗效、细菌耐药性、价格等因素，将抗菌药物分为三级：非限制使用级、限制使用级与特殊使用级。具体划分标准如下：

（1）非限制使用级抗菌药物是指经长期临床应用证明安全、有效，对细菌耐药性影响较小，价格相对较低的抗菌药物。

（2）限制使用级抗菌药物是指经长期临床应用证明安全、有效，对细菌耐药性影响较大，或者价格相对较高的抗菌药物。

（3）特殊使用级抗菌药物是指具有以下情形之一的抗菌药物：①具有明显或者严重不良反应，不宜随意使用的抗菌药物；②需要严格控制使用，避免细菌过快产生耐药的抗菌药物；③疗效、安全性方面的临床资料较少的抗菌药物；④价格昂贵的抗菌药物。

86~87.【试题答案】 C、A

【试题解析】本组题考查要点是"折扣与明示和入账的概念"。《关于禁止商业贿赂行为的暂行规定》第六条规定，经营者销售商品，可以以明示方式给予对方折扣。经营者给予对方折扣的，必须如实入账；经营者或者其他单位接受折扣的，必须如实入账。本规定所称折扣，即商品购销中的让利，是指经营者在销售商品时，以明示并如实入账的方式给予对方的价格优惠，包括支付价款时对价款总额按一定比例即时予以扣除和支付价款总额后再按一定比例予以退还两种形式。本规定所称明示和入账，是指根据合同约定的金额和支付方式，在依法设立的反映其生产经营活动或者行政事业经费收支的财务账上按照财务会计制度规定明确如实记载。

88~90.【试题答案】 B、C、D

【试题解析】本组题考查要点是"特殊管理的药品管理"。含可待因复方口服液体制剂（包括口服溶液剂、糖浆剂）列入第二类精神药品管理。药品零售企业销售含麻黄碱复方制剂时，应当查验、登记购买人身份证明，一次销售不得超过两个最小包装。药品类易制毒化学品单方制剂和小包装麻黄素，纳入麻醉药品销售渠道经营，仅能由麻醉药品全国性批发企业和区域性批发企业经销，不得零售。

三、综合分析选择题

91.【试题答案】 B

【试题解析】本题考查要点是"含麻黄碱类复方制剂的销售"。药品零售企业销售含麻黄碱类复方制剂，应当查验购买者的身份证，并对其姓名和身份证号码予以登记。除处方药按处方剂量销售外，一次销售不得超过 2 个最小包装。因此，本题的正确答案为 B。

92.【试题答案】 D

【试题解析】本题考查要点是"药品网络销售管理"。安定是精神类处方药，药店和个体诊所不允许销售。因此，本题的正确答案为 D。

93.【试题答案】　D

【试题解析】本题考查要点是"药品零售连锁的管理规定"。各直营门店都应取得独立的药品经营许可证，其经营类别及经营范围严禁超过连锁总部。因此，本题的正确答案为 D。

94.【试题答案】　C

【试题解析】本题考查要点是"网络药品交易服务的类型"。由题干可知该企业的类型属于企业对个人消费者模式，即药品零售企业通过自建网站，向个人消费者销售药品，并按照药品 GSP 要求配送至个人消费者的网络药品交易服务模式。因此，本题的正确答案为 C。

95.【试题答案】　C

【试题解析】本题考查要点是"药品经营管理"。运输药品应当使用封闭式货物运输工具，A 选项使用敞篷车，不符合 GSP 规定。B 选项违反 GSP 规定，丁药品零售企业只具备非处方药经营资格，而头孢克肟属于未列入非处方药目录的抗生素，需要凭医师开具的处方购买，因此丁企业不能经营该药。质量管理部门的职责不得由其他部门及人员履行，D 选项违反 GSP 规定；C 选项符合 GSP。因此，本题的正确答案为 C。

96.【试题答案】　A

【试题解析】本题考查要点是"药品经营管理"。经营处方药和甲类非处方药的药品零售企业，执业药师或者其他依法经资格认定的药学技术人员不在岗时，应当挂牌告知，并停止销售处方药和甲类非处方药，A 选项正确。药品生产、经营企业不得以展示会、博览会、交易会、订货会、产品宣传会等方式现货销售药品，B 选项错误。GSP 规定企业质量负责人应当由高层管理人员担任，全面负责药品质量管理工作，独立履行职责，在企业内部对药品质量管理具有裁决权。从事质量管理、验收工作的人员应当在职在岗，不得兼职其他业务工作，C 选项错误。药品零售连锁企业的执业药师应当在其注册的执业单位执业。严禁"执业药师注册证"挂靠，持证人注册单位与实际工作单位不符的，由发证部门撤销"执业药师注册证"，并作为个人不良信息由负责药品监督管理的部门记入全国执业药师注册管理信息系统。D 选项错误。因此，本题的正确答案为 A。

97.【试题答案】　B

【试题解析】本题考查要点是"执业药师管理"。药品零售企业存在"挂证"执业药师的，按严重违反《药品经营质量管理规范》情形，撤销其"药品经营质量管理规范认证证书"。存在"挂证"行为的执业药师，撤销其"执业药师注册证"，在全国执业药师注册管理信息系统进行记录，并予以公示，在不良信息记录撤销前，不能再次注册执业。因此选项 ACD 均符合药品监管法律法规规定，B 选项不符合，答案选 B。

98.【试题答案】　C

【试题解析】本题考查要点是"药品监督管理"。中医专科诊所不具备销售含特殊药品复方制剂资质，不能销售氨酚曲马多，A 错误。药品生产、批发企业应当按规定向零售企业和医疗机构销售处方药、非处方药，不得直接向病患者推荐、销售处方药，B 错误。C 选项符合药品监管法律法规规定。D 选项不符合药品监管法律法规规定。因此，本题的正确答案为 C。

99. 【试题答案】　C

【试题解析】本题考查要点是"中成药与医疗机构中药制剂管理"。医疗机构配制的中药制剂品种，应当依法取得制剂批准文号。但是，仅应用传统工艺配制的中药制剂品种，向医疗机构所在地省、自治区、直辖市人民政府药品监督管理部门备案后即可配制，不需要取得制剂批准文号，A 错误。举办中医诊所、炮制中药饮片、委托配制中药制剂应当备案而未备案，或者备案时提供虚假材料的，由中医药主管部门和药品监督管理部门按照各自职责分工责令改正，没收违法所得，并处三万元以下罚款，向社会公告相关信息；拒不改正的，责令停止执业活动或者责令停止炮制中药饮片、委托配制中药制剂活动，其直接责任人员五年内不得从事中医药相关活动。该诊所未涉及刑事责任，因此 B 错误，C 正确。甲诊所经过审批和备案后，取得"医疗机构制剂许可证"，可应用传统工艺配制中药制剂，D 错误。因此，本题的正确答案为 C。

100. 【试题答案】　A

【试题解析】本题考查要点是"中成药与医疗机构中药制剂管理"。《药品管理法》第五十六条规定医疗机构应用传统工艺配制中药制剂未依照本法规定备案，或者未按照备案材料载明的要求配制中药制剂的，按生产假药给予处罚。因此，本题的正确答案为 A。

101. 【试题答案】　B

【试题解析】本题考查要点是"生产、销售假药、劣药的法律责任"。根据《药品管理法》的规定，不注明或者更改生产批号的按劣药论处。因此本题的正确答案为 B。

102. 【试题答案】　B

【试题解析】本题考查要点是"生产、销售假药、劣药的法律责任"。在生产、销售劣药尚不足以认定为"对人体健康造成严重危害"时，可能因为销售金额或货值金额符合生产、销售伪劣产品罪的构成要件，而构成生产、销售伪劣产品罪。因此，本题的正确答案为 B。

103. 【试题答案】　B

【试题解析】本题考查要点是"生产、销售假药、劣药的法律责任"。本题中的药品生产企业和主要责任人只需承担行政责任，不需要承担刑事责任。根据《药品管理法》第 74 条的规定，生产、销售劣药的，没收违法生产、销售的药品和违法所得，并处违法生产、销售药品货值金额一倍以上三倍以下的罚款；情节严重的，责令停产、停业整顿或者撤销药品批准证明文件、吊销"药品生产许可证""药品经营许可证"或者"医疗机构制剂许可证"；构成犯罪的，依法追究刑事责任。因此本题的正确答案为 B。

104. 【试题答案】　C

【试题解析】本题考查要点是"生产、销售假药、劣药的法律责任"。对于医疗机构、医疗机构工作人员明知是劣药而有偿提供给他人使用，或者为出售而购买、储存的行为，应当认定为"销售"劣药。因此，本题的正确答案为 C。

105.【试题答案】　C

【试题解析】本题考查要点是"药品储存要求"。企业应当根据药品的质量特性对药品进行合理储存，在人工作业的库房储存药品，按质量状态实行色标管理：合格药品为绿色，不合格药品为红色，待确定药品为黄色。因此，本题的正确答案为C。

106.【试题答案】　B

【试题解析】本题考查要点是"药品储存要求"。企业应当根据药品的质量特性对药品进行合理储存，储存药品相对湿度为35%~75%。因此，本题的正确答案为B。

107.【试题答案】　C

【试题解析】本题考查要点是"药品储存要求"。企业应当根据药品的质量特性对药品进行合理储存，并符合以下要求：①按包装标示的温度要求储存药品，包装上没有标示具体温度的，按照《中华人民共和国药典》规定的贮藏要求进行储存；②储存药品相对湿度为35%~75%；③在人工作业的库房储存药品，按质量状态实行色标管理：合格药品为绿色，不合格药品为红色，待确定药品为黄色；④储存药品应当按照要求采取避光、遮光、通风、防潮、防虫、防鼠等措施；⑤搬运和堆码药品应当严格按照外包装标示要求规范操作，堆码高度符合包装图示要求，避免损坏药品包装；⑥药品按批号堆码，不同批号的药品不得混垛，垛间距不小于5厘米，与库房内墙、顶、温度调控设备及管道等设施间距不小于30厘米，与地面间距不小于10厘米；⑦药品与非药品、外用药与其他药品分开存放，中药材和中药饮片分库存放；⑧特殊管理的药品应当按照国家有关规定储存；⑨拆除外包装的零货药品应当集中存放；⑩储存药品的货架、托盘等设施设备应当保持清洁，无破损和杂物堆放；⑪未经批准的人员不得进入储存作业区，储存作业区内的人员不得有影响药品质量和安全的行为；⑫药品储存作业区内不得存放与储存管理无关的物品。根据第⑥点可知，选项C的叙述是不正确的。因此，本题的正确答案为C。

108.【试题答案】　C

【试题解析】本题考查要点是"印鉴卡管理"。《麻醉药品、第一类精神药品购用印鉴卡》的有效期为3年。医疗机构应向设区的市级卫生行政部门提出办理《麻醉药品、第一类精神药品购用印鉴卡》。当《印鉴卡》中医疗机构名称、地址、医疗机构法人代表（负责人）、医疗管理部门负责人、药学部门负责人、采购人员等项目发生变更时，医疗机构应当在变更发生之日起3日内到市级卫生行政部门办理变更手续。医疗机构应当凭印鉴卡向本省、自治区、直辖市行政区域内的定点批发企业购买麻醉药品和第一类精神药品。因此，本题的正确答案为C。

109.【试题答案】　D

【试题解析】本题考查要点是"麻醉药品和第一类精神药品处方资格"。医疗机构应当按照国务院卫生主管部门的规定，对本单位执业医师进行有关麻醉药品和精神药品使用知识的培训、考核，经考核合格的，授予麻醉药品和第一类精神药品处方资格。因此，本题的正确答案为D。

110. 【试题答案】 C

【试题解析】本题考查要点是"麻醉药品和第一类精神药品处方资格"。执业医师取得麻醉药品和第一类精神药品的处方资格后，方可在本医疗机构开具麻醉药品和第一类精神药品处方，但不得为自己开具该种处方。因此，本题的正确答案为C。

四、多项选择题

111. 【试题答案】 BCD

【试题解析】本题考查要点是"撤销批准文号的情形及其管理"。《医疗机构制剂注册管理办法（试行）》第三十三条规定，有下列情形之一的，省、自治区、直辖市（食品）药品监督管理部门不予批准再注册，并注销制剂批准文号：①市场上已有供应的品种；②按照本办法应予撤销批准文号的；③未在规定时间内提出再注册申请的；④其他不符合规定的。所以，选项B、C、D均符合题意。选项A中，中药注射剂是不得申报医疗机构制剂的，而本题问的是"再注册"所以，选项A不能选择。因此，本题的正确答案为BCD。

112. 【试题答案】 BCD

【试题解析】本题考查要点是"《中华人民共和国药品管理法》的相关规定"。《中华人民共和国药品管理法》第十条第二款规定，中药饮片必须按照国家药品标准炮制；国家药品标准没有规定的，必须按照省、自治区、直辖市人民政府药品监督管理部门制定的炮制规范炮制。省、自治区、直辖市人民政府药品监督管理部门制定的炮制规范应当报国务院药品监督管理部门备案。所以，选项A的叙述是不正确的。《中华人民共和国药品管理法》中还规定，药材包装前，质量检验部门应对每批药材按中药材国家标准或经审核批准的中药材标准进行检验。检验项目应至少包括药材性状与鉴别、杂质、水分、灰分与酸不溶性灰分、浸出物、指标性成分或有效成分含量。农药残留量、重金属及微生物限度均应符合国家标准和有关规定。所以，选项B的叙述是正确的。《中华人民共和国药品管理法》第十条第一款规定，除中药饮片的炮制外，药品必须按照国家药品标准和国务院药品监督管理部门批准的生产工艺进行生产，生产记录必须完整准确。药品生产企业改变影响药品质量的生产工艺的，必须报原批准部门审核批准。所以，选项C的叙述是正确的。第十一条规定，生产药品所需的原料、辅料，必须符合药用要求。所以，选项D的叙述是正确的。因此，本题的正确答案为BCD。

113. 【试题答案】 ABCD

【试题解析】本题考查要点是"药品经营企业、使用单位有关药品召回的责任与义务"。《药品召回管理办法》第六条规定，药品经营企业、使用单位发现其经营、使用的药品存在安全隐患的，应当立即停止销售或者使用该药品，通知药品生产企业或者供货商，并向药品监督管理部门报告。所以，选项A的叙述是正确的。第九条规定，国家食品药品监督管理总局和省、自治区、直辖市药品监督管理部门应当建立药品召回信息公开制度，采用有效途径向社会公布存在安全隐患的药品信息和药品召回的情况。所以，选项B的叙述是正确的。第二十三条规定，药品生产企业在召回完成后，应当对召回效果进行评价，向所在地省、自治区、直辖市药品监督管理部门提交药品召回总结报告。所以，选项C的叙述是正确的。第十六条规定，药品生产企业在作出药品召回决定后，应当制定召回计划并组织实施，一级召回在 24 小时内，二级召回在 48 小时内，三级召回在 72 小时内，通知到有关药品经营企业、使用单位停止销售和使用，同时向所在地省、自治区、直辖市药品监督管理部门报告。所以，选项 D 的叙述是正确的。因此，本题的正确答案为 ABCD。

114. 【试题答案】	ABC

【试题解析】本题考查要点是"医疗机构中药制剂管理"。医疗机构配制的中药制剂品种，应当依法取得制剂批准文号。但是，仅应用传统工艺配制的中药制剂品种，向医疗机构所在地省、自治区、直辖市人民政府药品监督管理部门备案后即可配制，不需要取得制剂批准文号。委托其他取得《医疗机构制剂许可证》的医疗机构配制中药制剂，应当向委托方所在地省、自治区、直辖市人民政府药品监督管理部门备案。对市场上没有供应的中药饮片，医疗机构可以根据本医疗机构医师处方的需要，在本医疗机构内炮制、使用。医疗机构炮制中药饮片，应当向所在地设区的市级人民政府药品监督管理部门备案。因此，本题的正确答案为 ABC。

115. 【试题答案】	ABC

【试题解析】本题考查要点是"药品批发企业收货与验收活动管理要求"。企业应当按照规定的程序和要求对到货药品逐批进行收货、验收，防止不合格药品入库。药品到货时，收货人员应当核实运输方式是否符合要求，并对照随货同行单（票）和采购记录核对药品，做到票、账、货相符。故 A 选项正确。企业应当对每次到货的药品进行逐批抽样验收，抽取的样品应当具有代表性：同一批号的药品应当至少检查一个最小包装，但生产企业有特殊质量控制要求或者打开最小包装可能影响药品质量的，可不打开最小包装；破损、污染、渗液、封条损坏等包装异常以及零货、拼箱的，应当开箱检查至最小包装；外包装及封签完整的原料药、实施批签发管理的生物制品，可不开箱检查。B 选项正确，D 选项错误。冷藏、冷冻药品到货时，应当对其运输方式及运输过程的温度记录、运输时间等质量控制状况进行重点检查并记录，不符合温度要求的应当拒收。冷藏、冷冻药品应当在冷库内待验。C 选项正确。因此，本题的正确答案为 ABC。

116. 【试题答案】	ABCD

【试题解析】本题考查要点是"静脉用药集中调配、供应的规定"。《医疗机构药事管理规定》第三十条规定，医疗机构根据临床需要建立静脉用药调配中心（室），实行集中调配供应。静脉用药调配中心（室）应当符合静脉用药集中调配质量管理规范，由所在地设区的市级以上卫生行政部门组织技术审核、验收，合格后方可集中调配静脉用药。在静脉用药调配中心（室）以外调配静脉用药，参照静脉用药集中调配质量管理规范执行。医疗机构建立的静脉用药调配中心（室）应当报省级卫生行政部门备案。因此，本题的正确答案为 ABCD。

117. 【试题答案】	ABC

【试题解析】本题考查要点是"储存专库的要求"。《麻醉药品和精神药品管理条例》第四十六条规定，麻醉药品药用原植物种植企业、定点生产企业、全国性批发企业和区域性批发企业以及国家设立的麻醉药品储存单位，应当设置储存麻醉药品和第一类精神药品的专库。该专库应当符合下列要求：①安装专用防盗门，实行双人双锁管理；②具有相应的防火

设施；③具有监控设施和报警装置，报警装置应当与公安机关报警系统联网。全国性批发企业经国务院药品监督管理部门批准设立的药品储存点应当符合前款的规定。麻醉药品定点生产企业应当将麻醉药品原料药和制剂分别存放。根据第①点可知，选项 D 不符合题意。因此，本题的正确答案为 ABC。

118. 【试题答案】 ABCD

【试题解析】本题考查要点是"处方药广告发布的要求"。《药品广告审查发布标准》第四条规定，处方药可以在卫生部和国家食品药品监督管理局共同指定的医学、药学专业刊物上发布广告，但不得在大众传播媒介发布广告或者以其他方式进行以公众为对象的广告宣传。不得以赠送医学、药学专业刊物等形式向公众发布处方药广告。所以，选项 A、B 均符合题意。第五条规定，处方药名称与该药品的商标、生产企业字号相同的，不得使用该商标、企业字号在医学、药学专业刊物以外的媒介变相发布广告。不得以处方药名称或者以处方药名称注册的商标以及企业字号为各种活动冠名。所以，选项 C、D 均符合题意。因此，本题的正确答案为 ABCD。

119. 【试题答案】 ABD

【试题解析】本题考查要点是"中药一级保护品种的保护措施"。中药一级保护品种的保护措施的规定有：①该品种的处方组成、工艺制法在保护期内由获得"中药保护品种证书"的生产企业和有关的药品监督管理部门、单位和个人负责保密，不得公开。负有保密责任的有关部门、企业和单位应按照国家有关规定，建立必要的保密制度。②向国外转让中药一级保护品种的处方组成、工艺制法，应当按照国家有关保密的规定办理。③因特殊情况需要延长保护期的，由生产企业在该品种保护期满前 6 个月，依照中药品种保护的申请输程序申报。由国家药品监督管理部门确定延长的保护期限，不得超过第一次批准的保护期限。因此，本题的正确答案为 ABD。

120. 【试题答案】 ABCD

【试题解析】本题考查要点是"医疗机构对抗菌药物临床应用开展调查的异常情况"。《抗菌药物临床应用管理办法》第三十五条规定，医疗机构应当对以下抗菌药物临床应用异常情况开展调查，并根据不同情况作出处理：①使用量异常增长的抗菌药物；②半年内使用量始终居于前列的抗菌药物；③经常超适应证、超剂量使用的抗菌药物；④企业违规销售的抗菌药物；⑤频繁发生严重不良事件的抗菌药物。因此，本题的正确答案为 ABCD。